T0178991

La Gloria Vegana

# Cocina saludable en familia

Recetas *plant based* fáciles y deliciosas

Papel certificado por el Forest Stewardship Council®

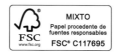

Primera edición: enero de 2020

© 2020, Gloria Carrión Moñiz
© 2020, Penguin Random House Grupo Editorial, S. A. U.
Travessera de Gràcia, 47-49. 08021 Barcelona
© 2020, Andreu Doz, por la fotografía de portada
Diseño de cubierta: Penguin Random House Grupo Editorial / Paola Timonet

Printed in Spain – Impreso en España

ISBN: 978-84-17736-65-1
Depósito legal: B-22.378-2019

Compuesto en Compaginem Llibres, S. L.

Impreso en Gráficas Estella
Villatuerta-Estella (Navarra)

BL 3 6 6 5 A

Penguin
Random House
Grupo Editorial

# La Gloria Vegana

# Cocina saludable en familia

## Recetas *plant based* fáciles y deliciosas

blok

B DE BLOK

A mi marido y a mi hijo, que son los mejores catadores de
mis recetas y los que me apoyan día a día.

A mis padres, que en la distancia son mi mayor soporte.

A mis suegros, porque sin su ayuda nada de esto
hubiera sido posible.

A mi hermana y a mi cuñada, que siempre están ahí
cuando las necesito.

A mis Foodies, que son las mejores compañeras de trabajo
que jamás he tenido. La sororidad existe.

A la pequeña Chloe, que aunque aún no ha nacido, ya noto
su fuerza cuando la necesito y su calma cuando me paso.

# ÍNDICE

## LO MÁS DULCE .................................................... **99**

## FIESTAS Y CELEBRACIONES ........................................ **121**

# INTRODUCCIÓN

Cocinar en familia supone que todos los miembros están implicados en este proceso o en buena parte del mismo: desde que se compran las materias primas hasta que la cocina queda limpia, pasando por la planificación de los menús, el cocinado de los alimentos y el momento más placentero: el de disfrutar comiendo.

En casa, por razones obvias, soy yo la encargada de la cocina. Pero eso no quiere decir que lo haga todo sola. A la compra siempre vamos toda la familia y planificamos las comidas en función de nuestros gustos y de la temporada. Cocino yo, eso sí, pero suelo tener como pinche a mi hijo Álvaro, que no es que me lo ponga muy fácil, porque es tan glotón que se lo quiere comer todo antes de que esté acabado... Pero es maravilloso que quiera estar presente en este acto tan bonito y que, gracias a esto, él vaya descubriendo los alimentos en su forma más real y sea consciente de que al mezclarlos y cocinarlos con amor salgan comidas tan ricas como las que aparecen en su plato cada día. La parte más placentera para la mayoría es cuando se disfruta en la mesa de todo lo cocinado. Desde mi punto de vista, es muy importante hacerlo en familia y con las menores distracciones externas posibles. Está comprobado que los niños y las niñas actúan en muchos casos por imitación, así que, en la medida de lo posible, en casa comemos los tres juntos y los platos son siempre iguales o parecidos (esto dependerá de la edad en la que se encuentre el niño o la niña). Luego viene el momento menos atractivo: recoger la cocina. Pero qué alegría da verla reluciente después de todo el proceso.

Creo firmemente que es súper importante que pongamos todo el amor posible en cada una de las partes que componen esto de cocinar juntos ya que siempre se va a ver reflejado en el resultado.

Aunque en mi familia la única persona que come 100 % vegetal todo el tiempo soy yo, todo lo que se cocina en casa y casi todo lo que se compra sí lo es. Ellos disfrutan comiendo así porque siempre he procurado cocinar de tal forma que no echaran de menos el sabor y las texturas de los alimentos de origen animal. Y siempre sin imposiciones.

Seguir una alimentación 100 % vegetal (o lo más vegetal posible) es primordial para salvar nuestro planeta y eso es lo que intento transmitir tanto a mi familia como a cada una de las personas que siguen mis recetas día a día. Como no puedo hacer de comer a todos (ya me gustaría), la forma más fácil que encontré hace años para conectar con los demás era la de compartir recetas 100 % vegetales que pudieran gustar a todos y que fueran accesibles y fáciles de hacer. He ido tratando de versionar recetas tradicionales para que no echáramos de menos las originales y esto ha funcionado de maravilla.

En este libro vas a encontrar infinidad de opciones para que puedas disfrutar de la cocina *plant based* de una forma sencilla, con ingredientes fáciles de encontrar y con explicaciones muy claras.

No hace falta que seas vegano para disfrutar de estas recetas, lo que pretendo es normalizar estas elaboraciones e ingredientes y que poco a poco las vayas incorporando en tu día a día.

# MEDIDAS Y UTENSILIOS

**Medidas:**

1 taza = 250 ml          ⅓ de taza = 80 ml

½ taza = 125 ml          ¼ de taza = 60 ml

1 cucharadita = 1 cdta = 1 teaspoon = 1 tsp = 5 ml = 5 g

1 cucharada = 1 cda = 1 tablespoon = 1 tbsp = 15 ml = 15 g

1 pizca = lo que puede tomarse entre la punta de los dedos

**Utensilios:**

Sartenes y ollas

Cuchillos

Moldes de horno

Batidora y picadora

Procesador de alimentos (es más potente que una batidora de brazo normal y, por lo tanto, deja las preparaciones más finas y homogéneas)

Tabla de madera para cortar

Varillas manuales, rallador, cucharones...

# INGREDIENTES RECURRENTES

**Cereales:** arroz integral, quinoa (se considera un pseudocereal porque realmente es una semilla), pasta de trigo (o de cualquier otro cereal), cuscús, avena, trigo, espelta, maíz...

**Legumbres:** garbanzos, alubias, azukis, soja, lentejas, guisantes...

**Verduras y frutas:** berenjena, calabacín, cebolla, ajo, brócoli, coliflor, zanahoria, calabaza, boniato, patata, puerro, pepino, tomate, espinacas, col kale, coco, fresas, arándanos, frambuesas, manzana, plátano, melocotón, kiwi, limón, naranja, aguacate...

**Frutos secos y semillas:** cacao, avellanas, cacahuetes (aunque realmente son una legumbre), anacardos, nueces, pistachos, coco rallado, almendras, semillas de sésamo, semillas de lino, semillas de chía, semillas de girasol, semillas de calabaza...

**Endulzantes:** panela, azúcar de coco, sirope de agave, dátiles...

**Bebidas vegetales:** de soja, de avena, de almendras, leche de coco de lata...

**Especias y condimentos:** curry, pimentón dulce de la Vera, comino, nuez moscada, sal, pimienta, orégano, tomillo, ajo en polvo, salsa de soja, salsa tamari, canela, vainilla...

**Grasas:** aceite de oliva, aceite de coco...

**Carnes vegetales:** tofu, soja texturizada, seitán...

**Espesantes, gelificantes e impulsores:** agar agar, almidón de maíz (maicena), levadura química o polvo de hornear, bicarbonato sódico...

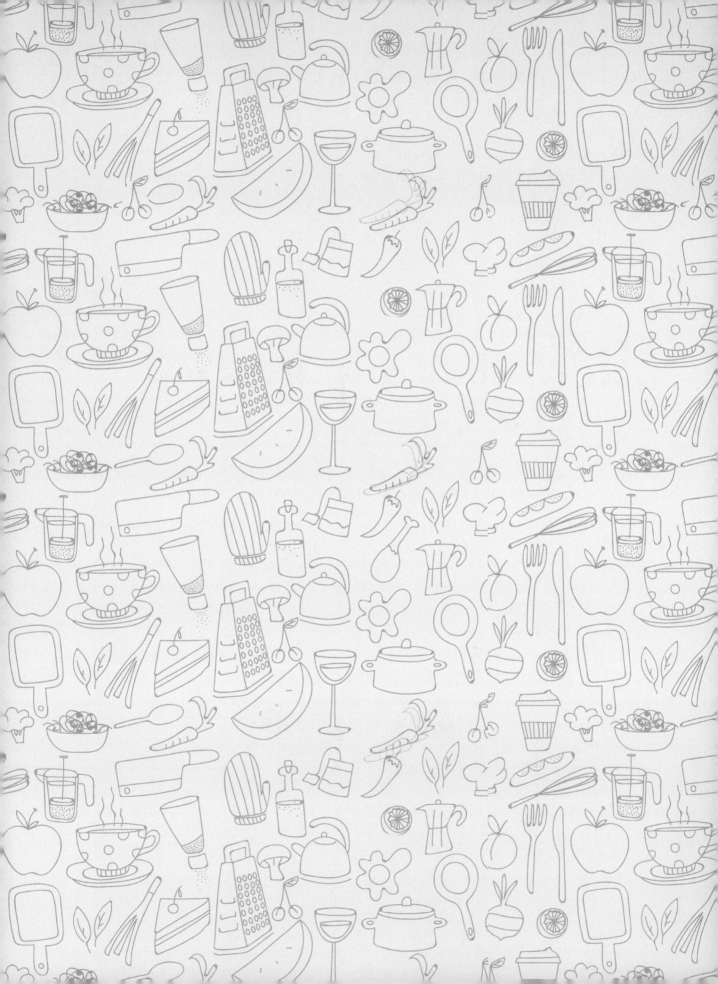

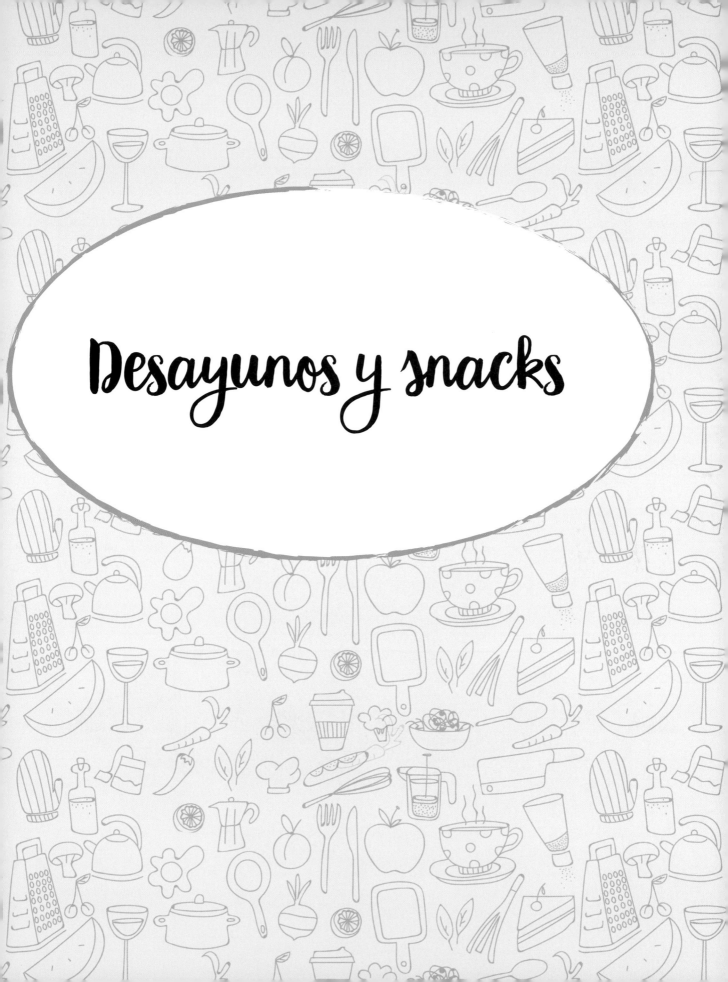

# Desayunos y snacks

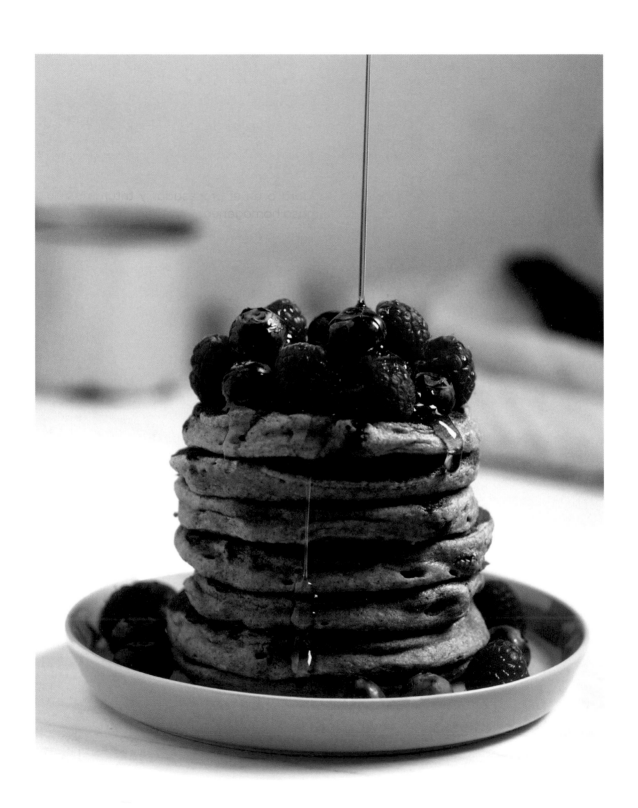

# PANCAKES DE AVENA Y PLÁTANO

8 pancakes

15 min

Dificultad: Fácil

## Ingredientes

100 g de copos de avena
250 ml de bebida de soja
½ plátano maduro
½ cdta de levadura en polvo
1 dátil medjoul o 2 dátiles naturales
1 pizca de sal
2 cdtas colmadas de semillas de chía
¼ cdta de canela en polvo
50 g de arándanos frescos

## Elaboración:

Ponemos todos los ingredientes, excepto los arándanos, en el vaso de la batidora o en el procesador y trituramos hasta conseguir una masa homogénea.

Añadimos los arándanos enteros bien lavados y mezclamos.

Ponemos una sartén antiadherente a calentar.

Una vez caliente, le añadimos unas gotas de aceite de oliva y lo extendemos con papel de cocina o con una brocha.

Para echar la masa a la sartén, yo recomiendo usar la típica cuchara de helados, ya que la medida es perfecta y nos facilita mucho el proceso.

Hacemos cada pancake 1 minuto aproximadamente por lado (cuando empecemos a ver burbujas en la masa es el momento de darle la vuelta). Si la sartén es grande se pueden hacer varios a la misma vez.

Servimos con fruta fresca o alguna mermelada casera.

**NOTA:** podemos sustituir los arándanos por pepitas de chocolate para darles un toque diferente.

*Sin gluten:*
*para asegurarte de que tus pancakes estén libres de gluten, utiliza copos de avena certificados sin gluten. Así no hay contaminación cruzada.*

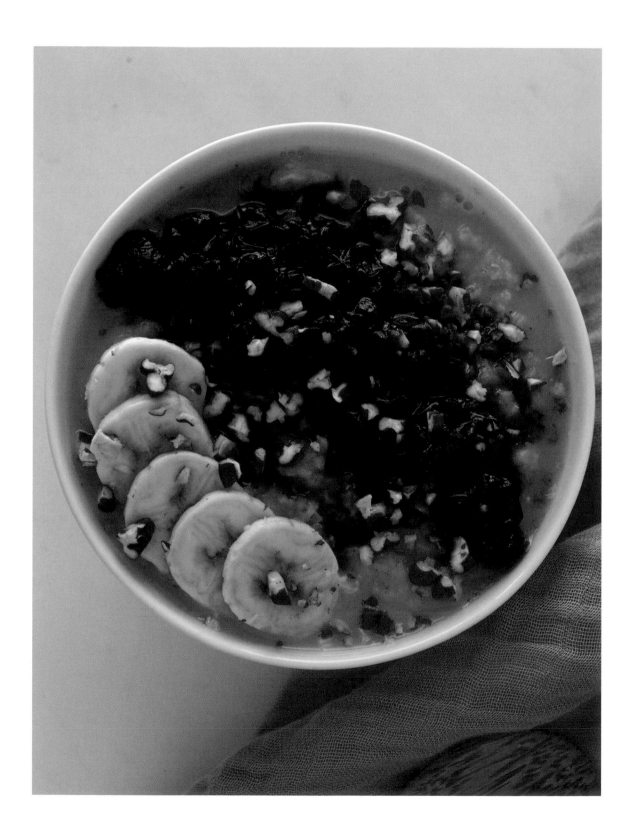

# PORRIDGE DE AVENA CON COULIS DE ARÁNDANOS

1 ración

10 min

Dificultad: Fácil

## Ingredientes

1 taza de bebida de avena (o la bebida vegetal que prefieras)
½ taza de copos de avena
1 plátano
½ cdta de canela en polvo
Frutos secos al gusto

## Para el coulis:

80 g de arándanos frescos o congelados
1 cdta de sirope de agave

## Elaboración:

Para hacer el coulis, ponemos en un cazo los arándanos y el sirope de agave y lo cocinamos a fuego medio durante unos 7 minutos.

Mientras se hace el coulis, preparamos el porridge.

Echamos la bebida de avena, o de otro vegetal, la avena, medio plátano machacado y la canela en polvo en una cacerola pequeña. Encendemos el fuego y cocinamos durante 4-5 minutos a fuego bajo sin dejar de remover.

Colocamos el porridge en un bol y añadimos por encima la otra mitad del plátano troceado, el coulis de arándanos y un puñado de frutos secos.

**NOTA:** una vez en el bol, os recomiendo agregarle un chorrito más de bebida vegetal para aligerar un poco la textura.

*Sin gluten:*
*Usa avena certificada sin gluten para hacer apta esta receta.*

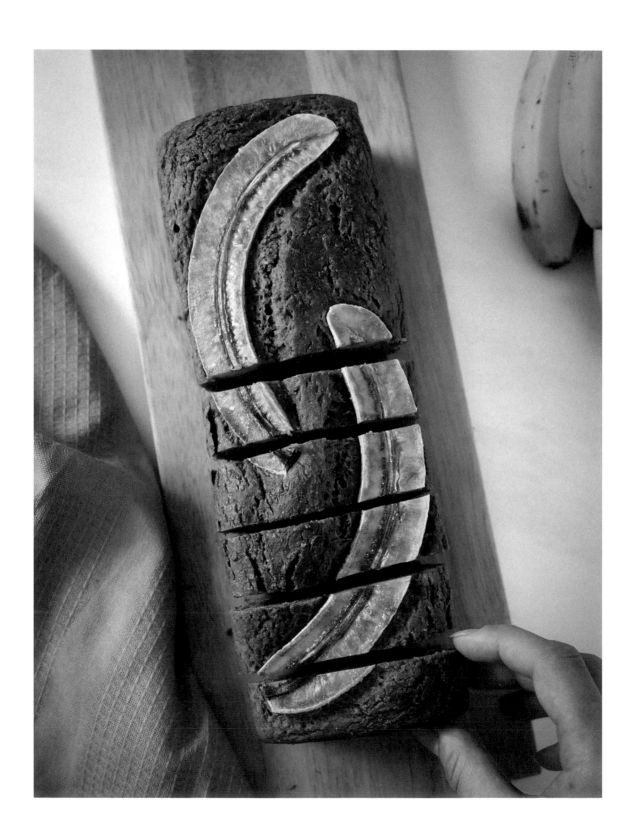

# BIZCOCHO DE PLÁTANO
# Y ZANAHORIA SIN AZÚCAR

8 raciones

15 min + horno

Dificultad: Fácil

## Ingredientes

170 g de harina de trigo integral

30 g de almidón de maíz (maicena)

2 plátanos maduros (200 g aproximadamente)

70 g de zanahoria rallada

100 g de dátiles

150 ml de bebida de soja

60 g aceite de oliva suave

Una pizca de sal

½ cdta de bicarbonato

Unas gotitas de vinagre de manzana

1 cda de levadura en polvo

½ cdta de canela en polvo

La ralladura de 1 naranja

## Elaboración:

Precalentamos el horno a 200 °C.

Batimos los plátanos con la bebida de soja, el aceite de oliva y los dátiles (si estuvieran muy duros podemos dejarlos un rato en remojo o meterlos 10 segundos en el microondas) hasta que la mezcla esté muy fina.

En un bol ponemos el batido de plátano y añadimos la zanahoria rallada, la canela y la sal. Incorporamos, tamizando, la harina y el almidón de maíz, la levadura, el bicarbonato y mezclamos bien con ayuda de unas varillas.

Añadimos la ralladura de naranja y el vinagre y mezclamos con movimientos envolventes con una lengua de silicona.

Vertemos la masa en un molde engrasado (de aproximadamente 1 l de capacidad) para que no se pegue al desmoldarlo y lo horneamos durante 40–45 minutos a 180 °C (o hasta que al pincharlo con un palillo este salga seco) con el calor solo abajo y en la rejilla de horno. Con esto vamos a conseguir que el bizcocho quede bien hecho por dentro, ya que es un poco más húmedo de lo normal.

Servimos tal cual o untado con crema de cacahuete, mermelada, margarina, tahini, crema de cacao casera...

*Sin gluten:*
*sustituye la harina y el almidón de maíz por las siguientes cantidades: 140 g de harina de arroz + 60 g de almidón de maíz.*

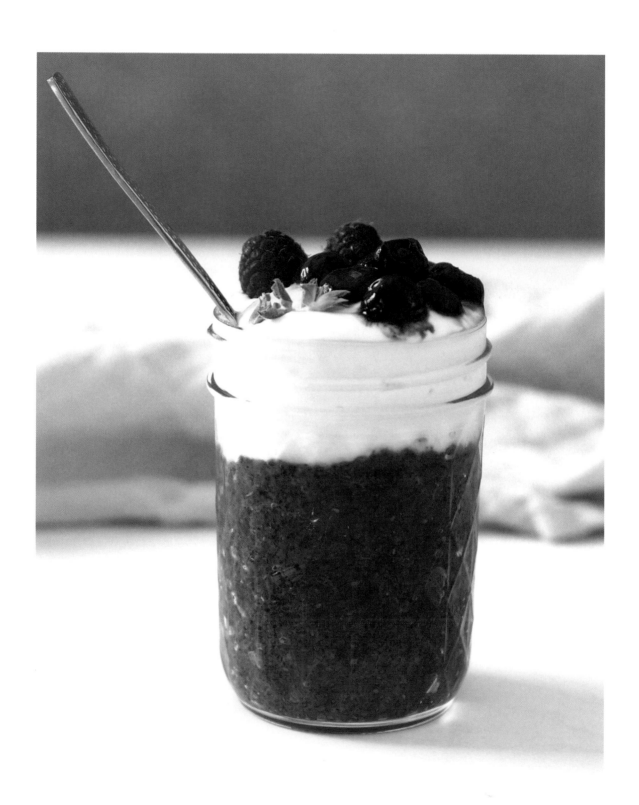

# PUDDING DE CHÍA
# Y YOGUR

2 raciones

5 min + reposo

Dificultad: Fácil

**Ingredientes**

125 ml de bebida vegetal

75 g de arándanos frescos

2 cdas de semillas de chía

2 dátiles naturales

200 g de yogur de soja o de coco sin azúcar

Frutos rojos para el topping

**Elaboración:**

Batimos los arándanos con la bebida vegetal y los dátiles.

Añadimos las semillas de chía y removemos bien.

Dejamos reposar ½ hora como mínimo en la nevera (removiendo de vez en cuando) para que las semillas suelten su gelatina.

Repartimos el pudding en 2 vasos y ponemos por encima el yogur.

Servimos con un puñado de frutos rojos como toppings.

**NOTA:** el pudding podemos guardarlo en la nevera hasta 3 días.

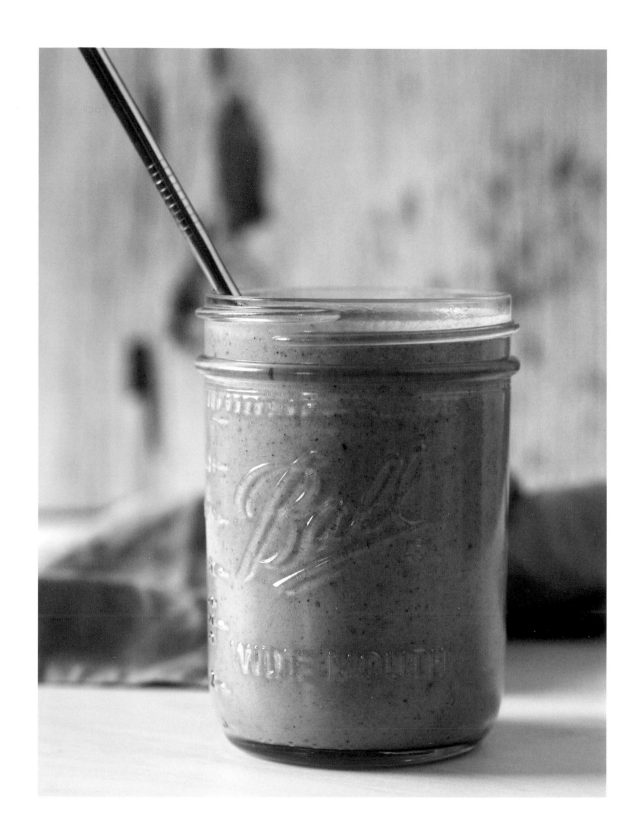

# BATIDO DE ZANAHORIA Y MANZANA

 2 raciones

 5 min

 Dificultad: Fácil

**Ingredientes**

1 plátano

1 manzana

1 zanahoria

400 ml de bebida vegetal

½ cdta de canela en polvo

¼ cdta de jengibre en polvo

20 g de nueces

## Elaboración:

Lavamos muy bien la manzana y la zanahoria y las troceamos en dados grandes.

Ponemos todos los ingredientes en el vaso de la batidora y trituramos hasta que no queden grumos.

Podemos consumir el batido en el momento o guardarlo en el frigorífico hasta 24 horas.

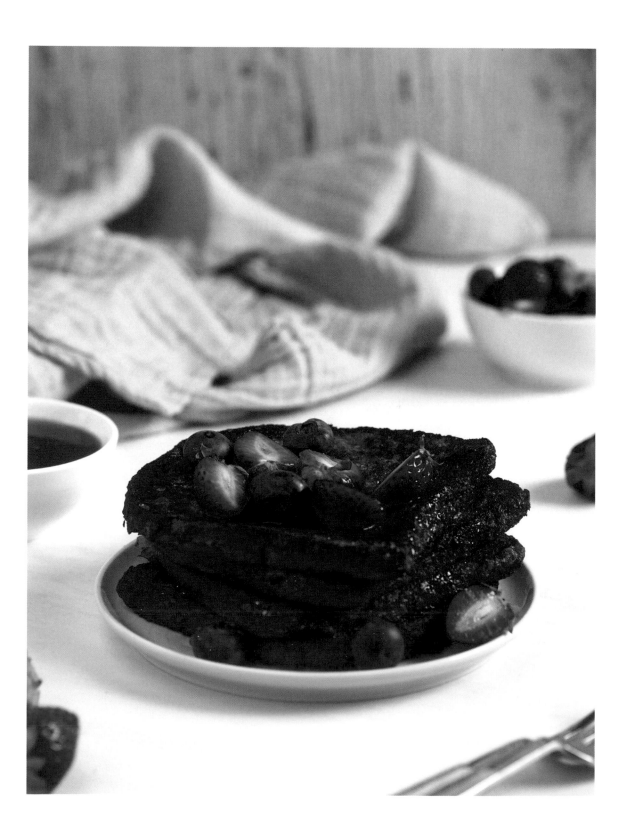

# FRENCH TOASTS

2 raciones

15 min

Dificultad: Fácil

## Ingredientes

250 ml de bebida de avena

2 cdas colmadas de almidón de maíz

2 cdas de sirope de agave

1 pizca de sal

½ cdta de canela en polvo

Unas gotas de esencia de vainilla (opcional)

4-5 rebanadas de pan de molde

Aceite de oliva o de coco

Sirope de agave para servir

## Elaboración:

En un plato hondo mezclamos 200 ml de bebida de avena, las 2 cucharadas de sirope, la pizca de sal, la canela en polvo y la esencia de vainilla. Si la bebida está fría de la nevera, la templamos un poco en el microondas o en un cazo al fuego.

En un vaso aparte, diluimos el almidón de maíz con los 50 ml de bebida de avena restantes y lo incorporamos a la mezcla de antes. Batimos bien para que se integren todos los ingredientes.

Empapamos cada rebanada de pan de molde en esta mezcla y la pasamos a una sartén caliente en la que habremos puesto un chorrito de aceite de oliva o de coco.

Hacemos cada tostada un par de minutos por ambas partes asegurándonos de que queda bien sellada. Repetimos este proceso con cada una (si la sartén es grande se pueden hacer más de una a la vez).

Servimos las tostadas con un chorrito de sirope de agave y fruta fresca.

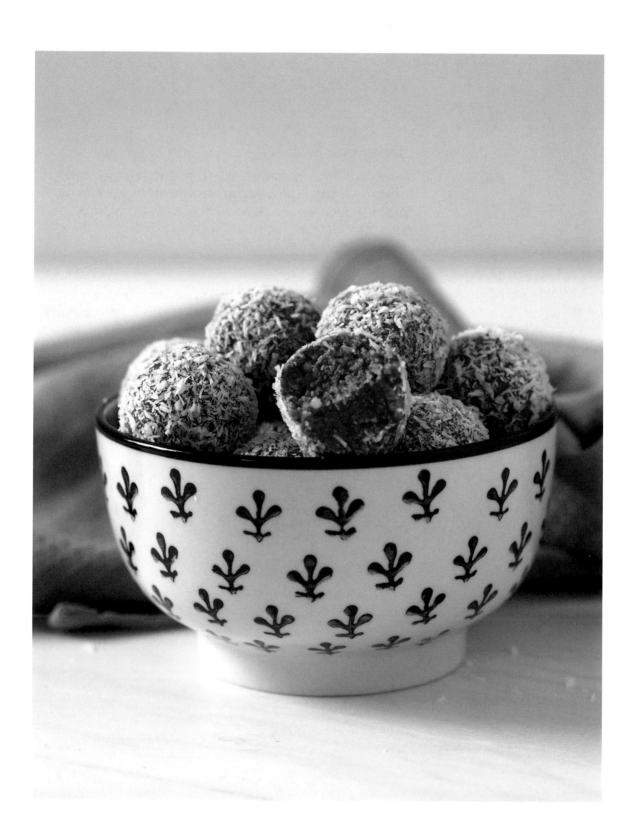

# BOLITAS ENERGÉTICAS DE ZANAHORIA Y COCO

15 bolitas

15 min + reposo

Dificultad: Fácil

**Ingredientes**

50 g de nueces

50 g de almendras o avellanas (crudas)

100 g de dátiles

80 g de zanahoria pelada y rallada

½ cdta de canela en polvo

¼ de cdta de nuez moscada en polvo

La ralladura de ½ naranja

1 pizca de sal

30 g de coco rallado

**Elaboración:**

Ponemos todos los ingredientes, excepto el coco rallado, en la picadora o en el procesador de alimentos y trituramos hasta que todo esté bien picado. No hace falta llegar a hacerlo puré.

Hacemos bolitas con ayuda de nuestras manos hasta acabar con toda la masa.

Rebozamos cada bolita en el coco rallado y las refrigeramos como mínimo ½ hora antes de consumirlas para que cojan cuerpo.

**NOTA:** aguantan en la nevera 1 semana. Son un snack perfecto para llevarlo en el bolso a cualquier parte.

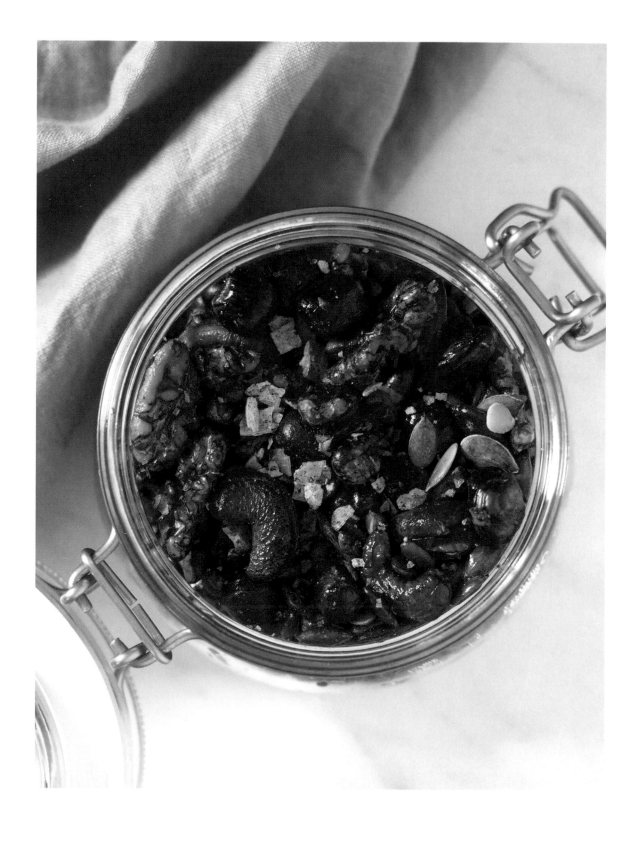

# MIX DE FRUTOS SECOS ESPECIADOS

| 250 g | 5 min + horno | Dificultad: Fácil |
|-------|---------------|-------------------|

## Ingredientes

50 g de nueces

50 g de almendras crudas

50 g de avellanas crudas

50 g de anacardos crudos

50 g de pipas de calabaza crudas

1 cdta de romero seco

1 cdta de sal fina

½ cdta de pimienta negra molida

2 cdas de aceite de oliva

## Elaboración:

Precalentamos el horno a 200 °C.

Ponemos en un bol todos los ingredientes y los mezclamos bien para que los frutos secos queden impregnados del aceite y de las especias.

Disponemos la mezcla en la bandeja de horno sobre papel vegetal y la horneamos a 180 °C durante 10-15 minutos, removiendo cada 5 y vigilando para que no se nos queme.

Sacamos nuestro mix del horno y lo dejamos enfriar por completo a temperatura ambiente.

Lo guardamos en un tarro de cristal hasta 2 semanas.

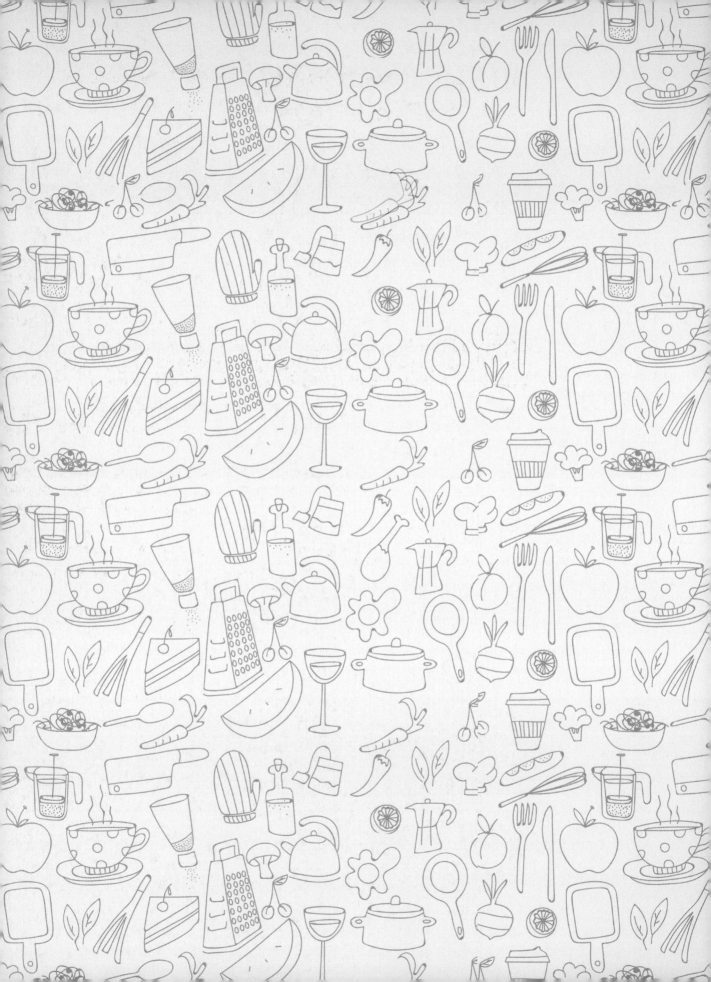

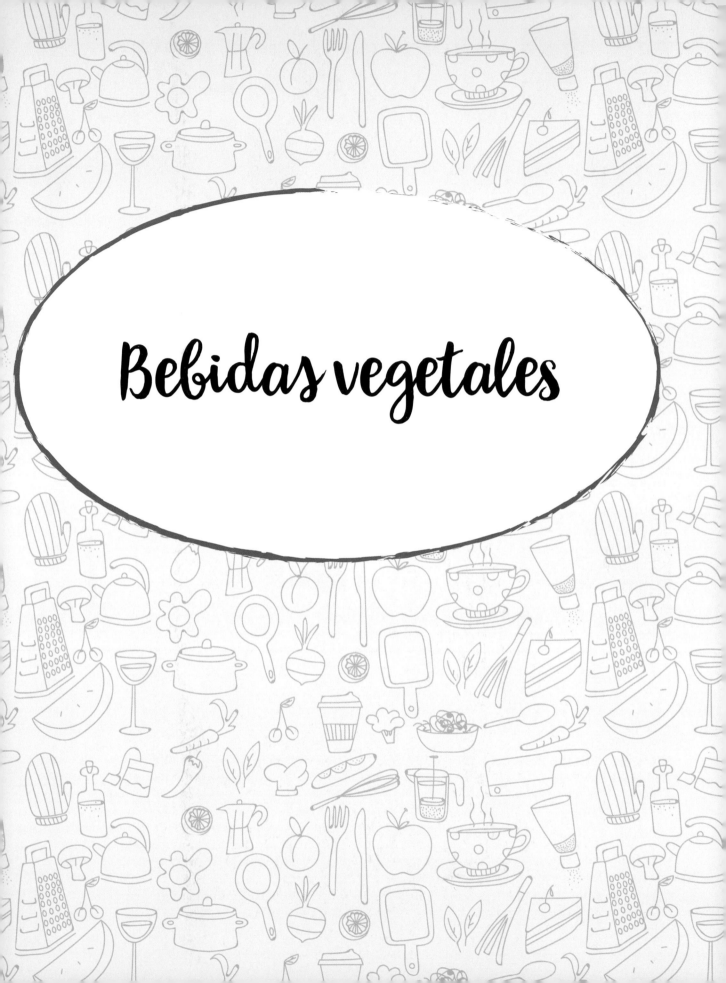

# Bebidas vegetales

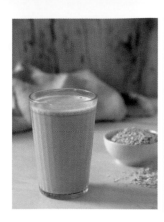

## Bebida de avena

100 g de copos de avena

800 ml de agua

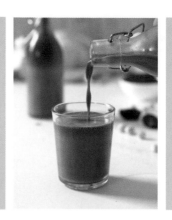

## Bebida especial de avellanas y cacao

150 g de avellanas tostadas

800 ml de agua

4 dátiles

1 cucharada de cacao puro en polvo

### Elaboración

Dejamos la avena en remojo con abundante agua durante al menos 2 horas.

Colamos el líquido del remojo y ponemos los 800 ml de agua y la avena remojada en el vaso de la batidora (si no es muy grande podemos hacerlo en un par de tandas).

Lo trituramos bien y colamos el resultado con ayuda de una muselina de algodón bien fina o una bolsa especial para bebidas vegetales. Apretamos bien para obtener la máxima cantidad de líquido.

Guardamos nuestra bebida de avena en la nevera durante un par de días.

### Elaboración

Remojamos las avellanas con abundante agua durante al menos 2 horas.

Colamos el líquido del remojo y ponemos todos los ingredientes en el vaso de la batidora.

Lo batimos bien y colamos el resultado con ayuda de una muselina de algodón bien fina o una bolsa especial para bebidas vegetales. Apretamos bien para obtener la máxima cantidad de líquido.

Guardamos nuestra bebida especial de avellanas y cacao en la nevera durante un par de días.

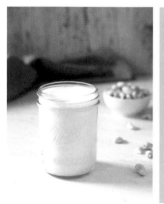

## Bebida de anacardos

150 g de anacardos

800 ml de agua

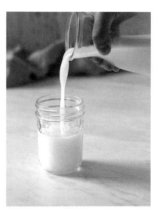

## Bebida de arroz

100 g de arroz blanco (pesado en crudo)

800 ml de agua

### Elaboración

Ponemos los anacardos en remojo con abundante agua durante al menos 4 horas.

Colamos el líquido del remojo y lo desechamos. Ponemos el agua y los anacardos en la batidora y lo trituramos bien. Lo colamos con ayuda de una muselina de algodón bien fina o una bolsa especial para bebidas vegetales apretando bien para obtener la máxima cantidad de líquido.

Guardamos nuestra bebida de anacardos en la nevera durante un par de días.

### Elaboración

Cocemos el arroz en abundante agua durante 20 minutos. Lo colamos y lo pasamos al vaso de la batidora junto con los 800 ml de agua.

Lo trituramos bien y lo convertimos en bebida vegetal colando todo con ayuda de una muselina de algodón bien fina o con una bolsa especial para bebidas vegetales. Apretamos bien para obtener la máxima cantidad de líquido.

Guardamos nuestra bebida de arroz en la nevera durante un par de días.

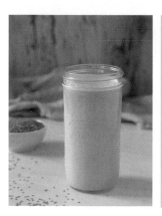

## Bebida de sésamo

100 g de sésamo crudo
800 ml de agua

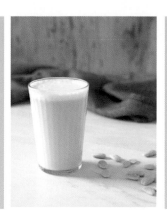

## Bebida de almendras

150 g de almendras crudas
800 ml de agua

### Elaboración

Dejamos el sésamo en remojo con abundante agua durante al menos 2 horas.

Colamos el líquido del remojo y ponemos los 800 ml de agua y el sésamo remojado en el vaso de la batidora.

Lo trituramos bien y colamos el resultado con ayuda de una muselina de algodón bien fina o una bolsa especial para bebidas vegetales. Apretamos bien para obtener la máxima cantidad de líquido.

Guardamos nuestra bebida de sésamo en la nevera durante un par de días.

### Elaboración

Ponemos en remojo las almendras en abundante agua durante al menos 4 horas.

Colamos el líquido del remojo y las colocamos en el vaso de la batidora junto con los 800 ml de agua.

Lo batimos bien y colamos el resultado con ayuda de una muselina de algodón bien fina o una bolsa especial para bebidas vegetales. Apretamos bien para obtener la máxima cantidad de líquido.

Guardamos nuestra bebida de almendras en la nevera durante un par de días.

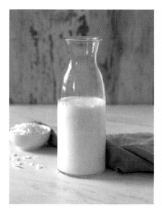

## Bebida de coco

150 g de coco rallado
800 ml de agua

### Elaboración

Ponemos en el vaso de la batidora el coco rallado y el agua y trituramos hasta conseguir una textura uniforme.

Colamos el resultado usando una muselina de algodón bien fina o una bolsa especial para bebidas vegetales. Apretamos bien para obtener la máxima cantidad de líquido.

Guardamos la bebida de coco en la nevera durante un par de días.

*La cantidad de bebida vegetal que obtenemos de cada receta es de aproximadamente 1 litro. Excepto en la bebida de avellanas y cacao, no he puesto en los ingredientes ningún tipo de endulzante, pero os recomiendo añadir 4 dátiles o 2 cucharadas de vuestro endulzante favorito a la hora de batirlas.*

*5 minutos + tiempo de remojo (si fuera necesario).*

*Fácil*

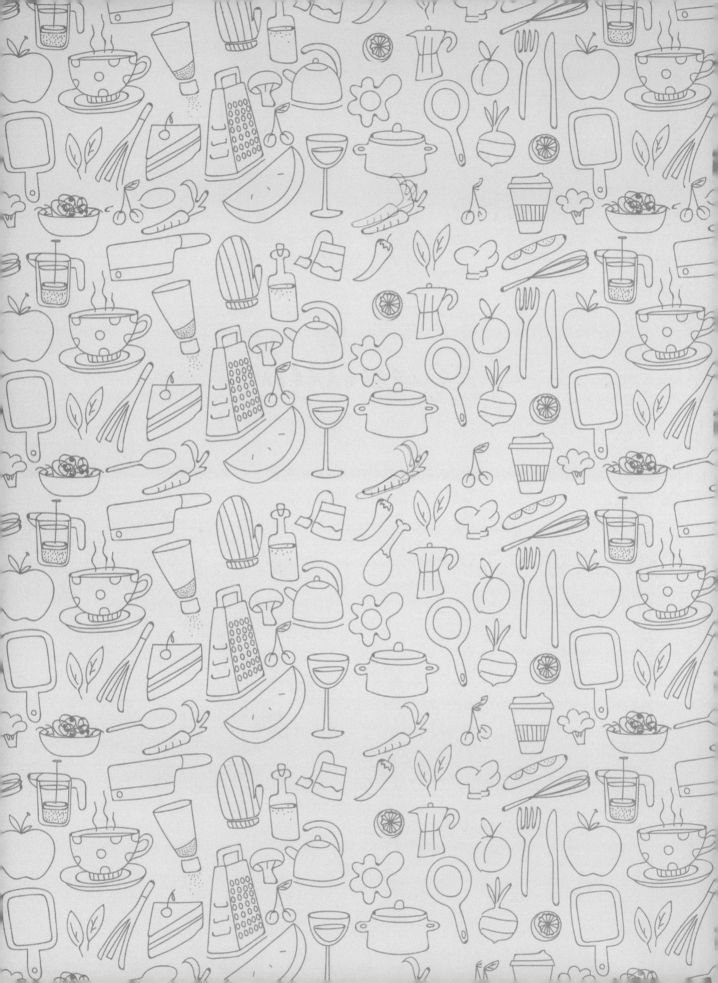

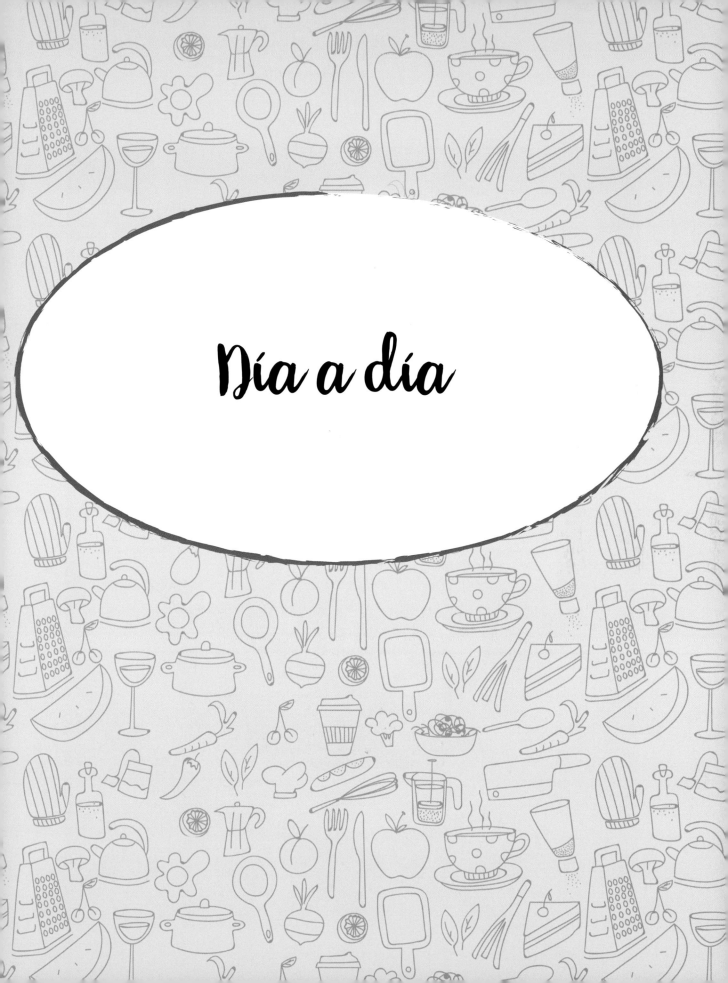

# Día a día

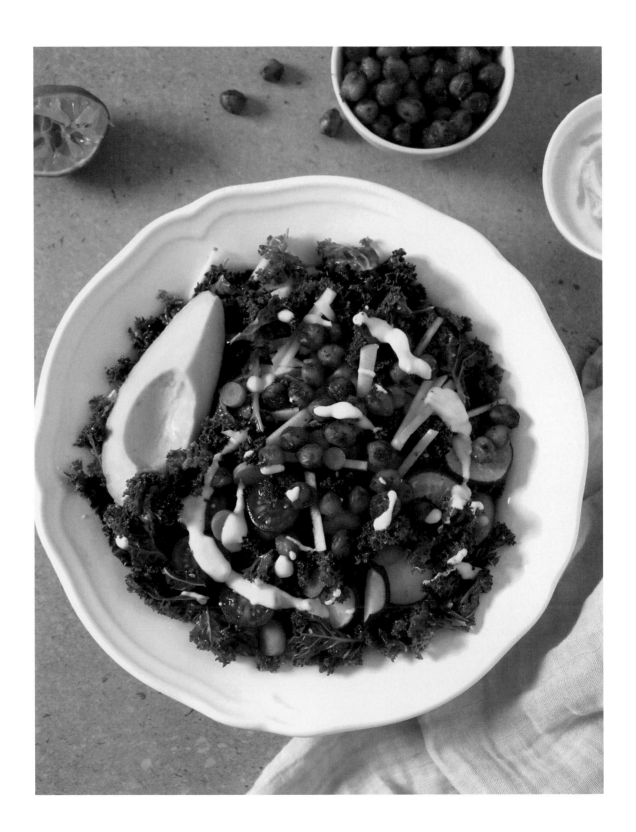

# ENSALADA DE KALE CON GARBANZOS ESPECIADOS

2 raciones

20 min

Dificultad: Media

## Ingredientes

4 ramilletes de kale (unos 4 puñados)
1 cda de zumo de limón
1 cda de salsa tamari (o de salsa de soja)
1 cda de aceite de oliva
1 manzana pequeña
4 rabanitos
6 tomates cherry
1 aguacate

## Para los garbanzos especiados en sartén:

200 g de garbanzos cocidos
1 cdta de pimentón dulce de la Vera
1 cdta de orégano
1 cdta de ajo en polvo
½ cdta de comino en polvo
Una pizca de sal
2 cdas de aceite de oliva

## Para el *dressing*:

1 yogur de soja natural sin edulcorar
1 cda de mostaza de Dijon
1 cdta de sirope de agave
1 pizca de sal
1 cdta de zumo de limón
1 cda de aceite de oliva

## Elaboración:

En primer lugar, haremos los garbanzos especiados, porque mientras se están haciendo podemos ir elaborando el resto de la ensalada.

Escurrimos bien los garbanzos quitándole el máximo de humedad. Los mezclamos con el resto de los ingredientes y removemos para que queden bien impregnados. Ponemos una sartén grande (para que los garbanzos no queden unos encima de otros) al fuego y, cuando esté caliente, añadimos los garbanzos que teníamos reservados.

Los cocinamos a fuego medio durante 15-20 minutos o hasta que estén bien crujientes y ya no tengan humedad. Removemos de vez en cuando. Os recomiendo que le pongáis la tapa a la sartén por si salta algún garbanzo, pero a mitad del tiempo ya se puede quitar.

Mientras se cocinan los garbanzos preparamos el resto de la ensalada. Quitamos los tallos del kale y nos quedamos solo con las hojas rizadas, que trocearemos con las manos. Lavamos bien las hojas y las escurrimos para quitarle toda la humedad.

Las pasamos a un bol y añadimos el zumo de limón, la salsa tamari y el aceite de oliva. Masajeamos las hojas con las manos bien limpias estrujándolas bien para que se ablanden lo máximo posible. Reservamos.

Para el *dressing*, ponemos en un bol el yogur y el resto de los ingredientes y mezclamos con ayuda de un tenedor hasta que esté todo bien integrado.

Troceamos la manzana, los rabanitos, el aguacate y los tomates cherry y añadimos todo al bol donde teníamos reservado el kale. Por último, incorporamos los garbanzos especiados (fríos, calientes o templados) y el *dressing* y servimos.

**NOTA:** si no tenemos col kale, podemos usar cualquier otra hoja verde.

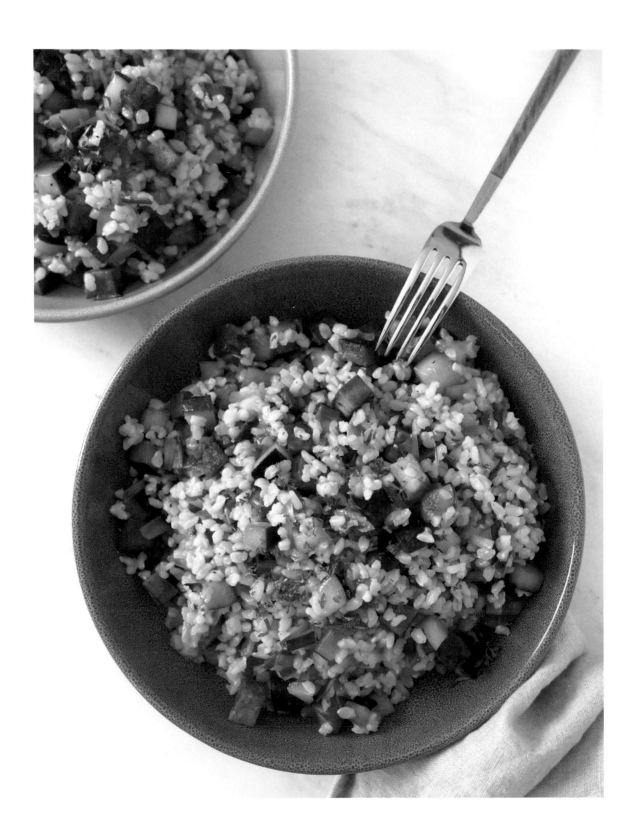

# ARROZ SALTEADO CON TOFU Y VERDURAS

4 raciones

45 min

Dificultad: Fácil

## Ingredientes

400 g de arroz integral

400 g de tofu

4 cdas de salsa tamari (o salsa de soja)

2 puerros

2 calabacines

Sal y pimienta

Aceite de oliva

## Elaboración:

Cocemos el arroz integral con abundante agua durante 40 minutos. Lo escurrimos y lo pasamos por agua fría para cortar la cocción. Lo reservamos con un chorrito de aceite de oliva.

Mientras se está cociendo el arroz podemos hacer el resto de la receta. Cortamos el tofu en dados muy pequeños y lo salteamos en una sartén grande con aceite de oliva. Cuando los daditos empiecen a dorarse, añadimos 2 cucharadas de salsa tamari y seguimos cocinando un par de minutos más. Reservamos el tofu en un plato.

En la misma sartén, pochamos los puerros bien picados durante 5 minutos. Mientras se cocina el puerro, troceamos los calabacines en dados pequeños también.

Añadimos los daditos de calabacín, salpimentamos y seguimos cocinando hasta que el calabacín alcance el punto que más nos guste (al dente o tierno).

Incorporamos ahora el tofu que teníamos reservado, el arroz integral cocido y las otras 2 cucharadas de salsa tamari y cocinamos todo junto un par de minutos más para que se integren bien los sabores.

Servimos caliente.

**NOTA:** esta receta base puedes modificarla con las verduras que más te gusten e incluso añadir unas setas al salteado.

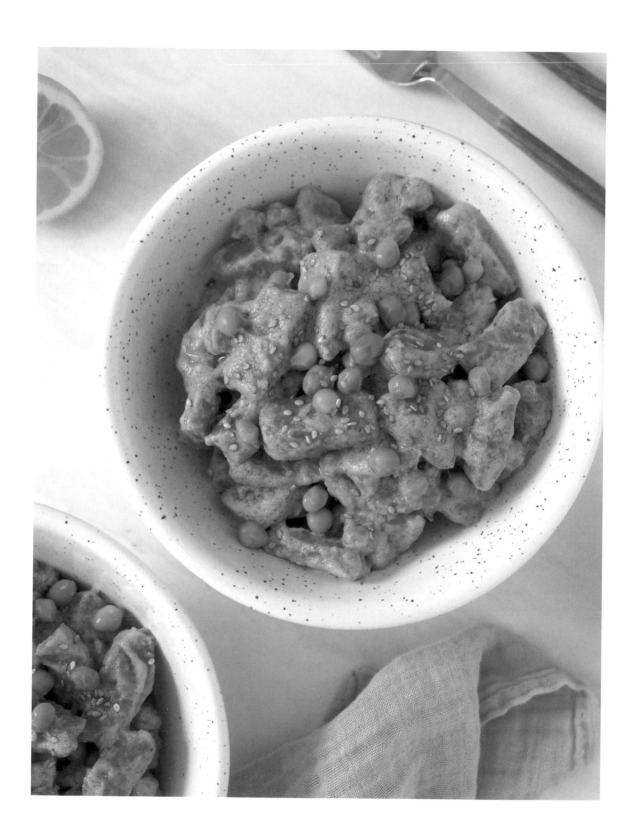

# GNOCHIS DE CALABAZA
# CON PESTO DE GUISANTES

4 raciones     40 min + reposo     Dificultad: Difícil

## Ingredientes

400 g de calabaza cruda

250 g de harina de trigo o
de espelta

2 cdas de semillas de lino
molidas

2 cdas de levadura
nutricional (opcional)

¼ de cdta de nuez
moscada

1 cdta de sal

¼ de cdta de pimienta

## Para el pesto de
## guisantes:

20 g de pipas de calabaza

20 g de nueces

100 g de guisantes (frescos
o congelados)

15 hojitas de albahaca
fresca

1 cda de zumo de limón

100 g de aceite de oliva

50 ml de agua

1 cda de levadura
nutricional

1 diente de ajo

Sal al gusto

## Elaboración:

Para los gnochis, lo primero que tenemos que hacer es hornear la calabaza a 200 °C durante 20-25 minutos (también podríamos hacerla al vapor, cocida o al microondas). Dejamos que se enfríe.

Echamos la calabaza en un bol grande y la machacamos con el tenedor o con un pasapuré. Añadimos el resto de los ingredientes y mezclamos bien. Podemos usar las manos para amasar nuestra mezcla. Reservamos la masa en la nevera durante 1 hora para que coja cuerpo.

Para la salsa pesto, cocemos los guisantes durante 5 minutos y los ponemos en el vaso de la batidora junto con el resto de los ingredientes. Trituramos todo hasta conseguir una salsa fina. Reservamos.

Dividimos la masa en cuatro partes y hacemos cuatro bolas. Enharinamos la mesa de trabajo. Cogemos una de las bolas y la estiramos como si fuera un churro fino. Cortamos el churro en trozos de unos 2 cm y les damos forma de gnochi pasando el tenedor por encima de manera que se creen unas estrías en cada trocito. Hacemos lo mismo con las otras tres bolas.

Ponemos una olla grande con abundante agua con sal a hervir y añadimos los gnochis (os recomiendo hacerlo en un par de tandas). Cuando suban a la superficie es que ya están hechos, así que los sacaremos con ayuda de una espátula y los pondremos en un colador para que escurran.

Ponemos la salsa pesto en una sartén y la llevamos al fuego. Cuando esté caliente añadimos los gnochis, removemos y cocinamos durante 2-3 minutos para que se integre todo bien. Ponemos la salsa pesto en una sartén y la llevamos al fuego. Cuando esté caliente añadimos los gnochis, removemos y cocinamos durante 2-3 minutos para que se integre todo bien.

*Sin gluten: puedes usar harina de trigo sarraceno en sustitución de la harina de trigo.*

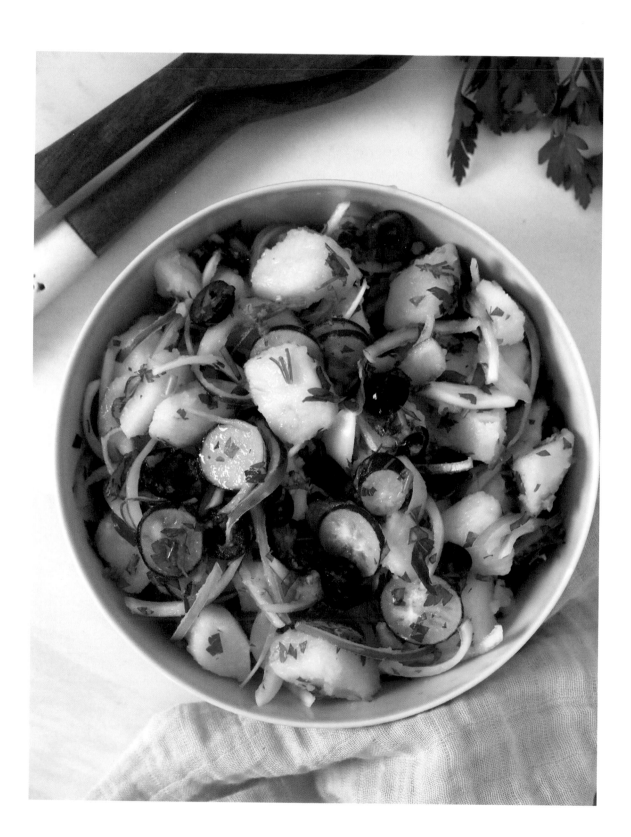

# ENSALADA DE PATATA AL ESTILO DE LA YAYA

4 raciones

20 min

Dificultad: Fácil

## Ingredientes

3 patatas grandes o 4 medianas
1 cebolla morada
25 g de perejil fresco
15 aceitunas negras sin hueso
4 rabanitos
Vinagre de manzana al gusto
Sal al gusto
Aceite de oliva

## Elaboración:

Lavamos las patatas, las pelamos y las troceamos. Ponemos una olla con abundante agua y sal y las cocemos durante unos 15 minutos (o hasta que estén tiernas).

Mientras se cuecen las patatas, cortamos la cebolla en juliana, las olivas en rodajas y los rabanitos en láminas. Picamos bien fino el perejil. Pasamos todo a un bol.

Sacamos las patatas y las ponemos en un colador para que escurran el exceso de agua y, aún templadas, las pasamos al bol donde tenemos el resto de los ingredientes.

Aliñamos la ensalada con la sal, el vinagre y el aceite al gusto y la dejamos enfriar.

Servimos a temperatura ambiente o fría de la nevera.

**NOTA:** se aliña cuando aún las patatas están templadas para que estas absorban mejor los sabores.

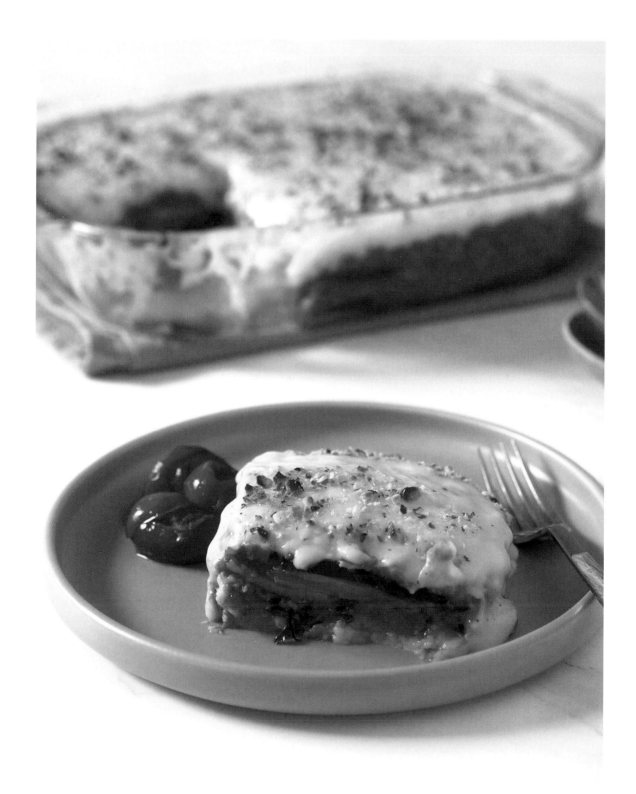

# MOUSSAKA

6 raciones

1 hora y 30 min

Dificultad: Media

## Ingredientes
2 patatas
2-3 berenjenas
Sal
Aceite de oliva

### Para la boloñesa:
1 cebolla
1 ajo
1 zanahoria
1 rama de apio
80 g de soja texturizada
fina
400 g de tomate triturado
100 ml de vino blanco
100 ml de caldo de
verduras o de agua
1 cdta de pimentón de la
Vera
1 cdta de orégano
Sal y pimienta al gusto
Aceite de oliva

### Para la bechamel:
500 ml de bebida de soja
sin edulcorar
35 g de almidón de maíz
30 g de aceite de oliva
Sal y nuez moscada al
gusto
Queso vegano al gusto

## Elaboración:

Precalentamos el horno a 200 °C. Cortamos las berenjenas en lonchas finas a lo largo y las patatas en rodajas.

Ponemos las verduras en la bandeja de horno sobre papel vegetal con un poco de sal y de aceite de oliva y horneamos a 200 °C durante 25-30 minutos (o hasta que estén tiernas).

Para el relleno, picamos la cebolla y el ajo y lo pochamos con aceite de oliva y una pizca de sal a fuego medio durante 7-8 minutos. Incorporamos la zanahoria y el apio picados finamente y seguimos cocinando durante otros 5 minutos más a fuego medio.

Añadimos la soja texturizada, el pimentón de la Vera, el orégano, la sal y la pimienta, removemos bien y salteamos un par de minutos. Echamos el vino y lo cocinamos hasta que se evapore el alcohol (3-4 minutos). Incorporamos el tomate triturado, el caldo de verduras y un poquito de sal, y dejamos que se reduzca a fuego bajo unos 10-15 minutos. Reservamos.

En una fuente de horno rectangular de 20 x 25 cm, ponemos un chorrito de aceite de oliva en el fondo y colocamos las patatas hasta cubrir todo. Después, añadimos una capa de berenjenas y otra de boloñesa de soja. Acabamos con una más de berenjena y otra más de soja. Reservamos.

Para la bechamel, ponemos la bebida de soja junto con el aceite de oliva, la sal, la nuez moscada y la pimienta en una olla mediana y llevamos a ebullición. Añadimos la maicena (que habremos diluido en un poco de agua fría), bajamos el fuego y removemos con las varillas durante 5 minutos. Vertemos la bechamel sobre la moussaka y añadimos el queso rallado vegano.

Horneamos durante 10 minutos y, en el último momento, lo gratinamos.

**NOTA:** podemos sustituir la soja texturizada por 200 g de lentejas cocidas.

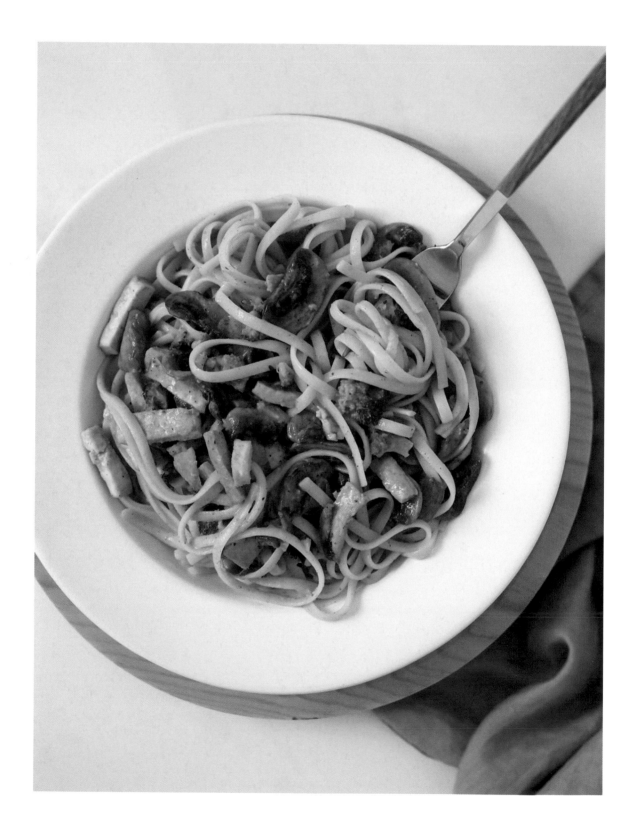

# TALLARINES AL CURRY

4 raciones

20 min

Dificultad: Fácil

## Ingredientes

200 g de tofu

½ cdta de ajo en polvo

300 g de champiñones

400 g de leche de coco de lata

100 g de brócoli

2 cdtas de curry en polvo

½ cdta de pimentón de la Vera

¼ de cdta de canela

Ralladura de ½ lima

320 g de tallarines

Sal y pimienta al gusto

Aceite de oliva

## Elaboración:

En primer lugar, cortamos el tofu en tiras finas de unos 2 centímetros de longitud y lo salteamos en una sartén con aceite de oliva y ajo en polvo hasta que esté bien dorado.

Mientras tanto, limpiamos y laminamos los champiñones. Sacamos el tofu de la sartén y lo reservamos en un plato. Ahora añadimos un poco más de aceite de oliva (si fuera necesario) e incorporamos los champiñones.

Cuando estén medio cocinados añadimos el brócoli cortado en arbolitos muy pequeños, salteamos un par de minutos más e incorporamos el tofu que teníamos reservado, la leche de coco, las especias y la ralladura de lima. Cocinamos a fuego bajo durante 5 minutos.

Cocemos los tallarines siguiendo las instrucciones del fabricante.

Mezclamos la pasta con la salsa.

**NOTA:** si hiciera falta, podemos añadir a la salsa un poco de agua de la cocción de la pasta para aligerarla.

*Sin gluten: utiliza tallarines sin gluten para elaborar esta receta.*

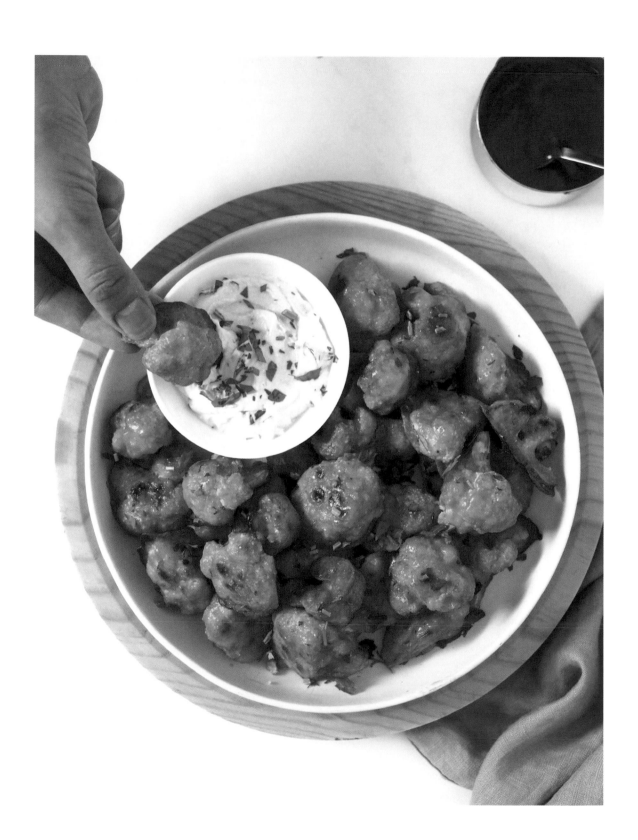

# ALITAS DE COLIFLOR
# A LA BARBACOA

4 raciones | 30 min | Dificultad: Media

## Ingredientes

1 coliflor
130 g de harina
de garbanzo
250 ml de agua
½ cdta de sal
1 cdta de ajo en polvo
1 cdta de cebolla en polvo
½ cdta de pimentón de
la Vera
50 g de salsa barbacoa +
1 cda de agua
Aceite de oliva

## Para la salsa ranchera:

100 ml de aceite de girasol
50 ml de bebida de soja sin
edulcorar
¼ de cdta de sal
1 diente de ajo
½ cdta de cebolla en polvo
1 cdta de zumo de limón
¼ de cdta de pimentón
dulce
Un par de ramitas de perejil
fresco

## Elaboración:

Precalentamos el horno a 200 °C.

Troceamos la coliflor en arbolitos medianos y los lavamos bien.

En un bol mezclamos la harina de garbanzo, el agua y las especias y mezclamos.

Vamos bañando cada arbolito en la mezcla anterior y los colocamos en la bandeja de horno sobre papel vegetal (el cual habremos pincelado con un poco de aceite de oliva).

Horneamos las «alitas» durante 10 minutos a 200 °C. Las sacamos del horno y las pintamos con la salsa barbacoa mezclada con la cucharada de agua. Les damos la vuelta y horneamos 7 minutos más. Volvemos a pintarlas con más salsa barbacoa. Las horneamos durante 5 minutos más.

Mientras están las «alitas» en el horno, hacemos la salsa ranchera. Colocamos todos los ingredientes, excepto el limón y el perejil en el vaso de la batidora. Introducimos el brazo de la batidora y batimos a máxima potencia sin levantar el brazo del fondo. Cuando veamos que empieza a espesar vamos levantando el brazo poco a poco y añadimos el zumo de limón. Batimos unos segundos más y pasamos a un bol la salsa. Añadimos el perejil bien picado.

Sacamos las «alitas» del horno y las servimos con salsa ranchera.

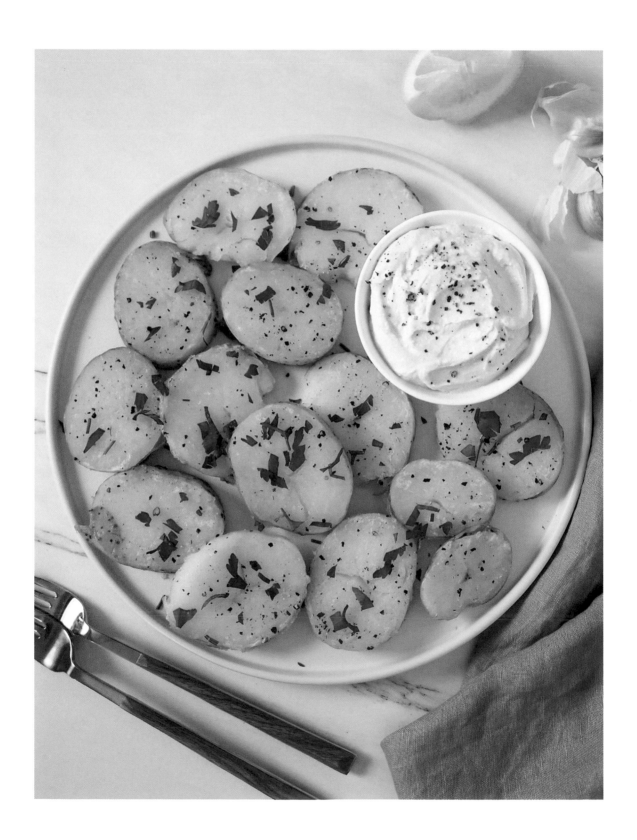

# PATATAS FÁCILES CON «TOFUNESA»

4 raciones

15 min

Dificultad: Fácil

## Ingredientes

4 patatas blancas
Sal y pimienta al gusto
Aceite de oliva

**Para la mayonesa de tofu o «tofunesa»:**

250 g de tofu
El zumo de ½ limón
½ cdta de sal
1 ajo
4 cdas de aceite de oliva suave o de girasol

## Elaboración:

Lavamos bien las patatas y las colocamos en un recipiente apto para microondas. Si tiene tapa, mejor; si no, tapamos el recipiente con un poco de film transparente.

Las hacemos en el microondas a máxima potencia durante 8-10 minutos.

Mientras tanto, preparamos la «tofunesa». Ponemos en el vaso de la batidora todos los ingredientes excepto el aceite de oliva. Batimos bien y, cuando esté todo bien homogéneo, añadimos el aceite de oliva. Volvemos a batir hasta que el aceite se haya integrado bien con el resto de los ingredientes. Reservamos.

Sacamos las patatas del microondas y las dejamos templar unos minutos.

Las cortamos en rodajas del grosor que más nos guste y las hacemos a la plancha con sal, pimienta y un poco de aceite de oliva durante 3-4 minutos por lado.

Servimos las patatas con la «tofunesa».

**NOTA:** en el primer paso, también podríamos hacer las patatas hervidas o al horno, pero tardarían más.

**NOTA 2:** la «tofunesa» la podemos conservar en la nevera 2-3 días.

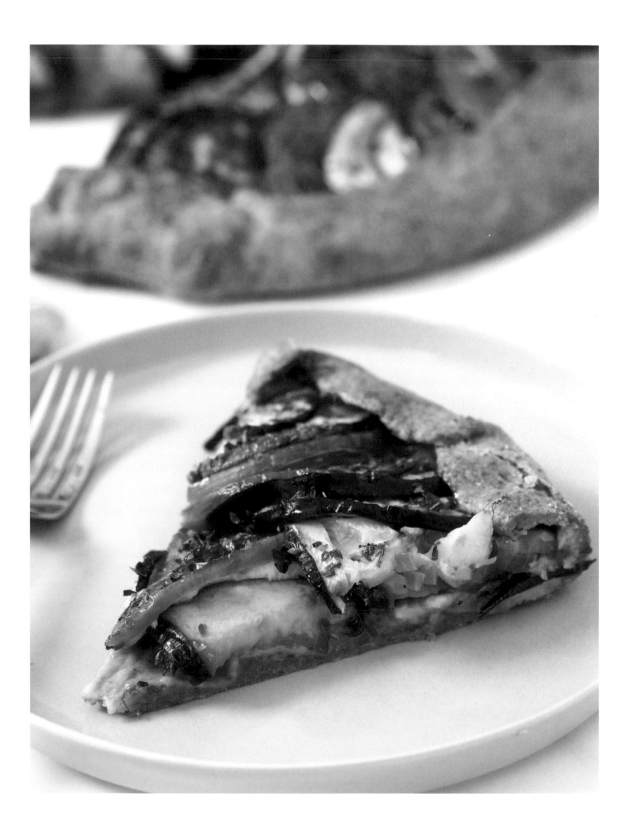

# GALLETTE DE RATATOUILLE

| 6 raciones | 30 min + reposo + horno | Dificultad: Media |

## Ingredientes
### Para la masa:
100 g de harina de trigo
o de espelta
150 g de harina de trigo
integral o de espelta
integral
2 cdtas de orégano
½ cdta de sal
50 ml de aceite de oliva
100 ml de agua

### Para el relleno:
1 berenjena
1 calabacín
2 cebollas moradas
2 tomates
1 cdta de orégano
Sal
Aceite de oliva

## Elaboración:

Ponemos todos los ingredientes de la masa en un bol, excepto el agua, y mezclamos bien.

Incorporamos el agua poco a poco y seguimos mezclando. Pasamos la masa a la mesa de trabajo y la amasamos un poco para darle cuerpo. Hacemos una bola con ella, la metemos en un recipiente cerrado y la reservamos en la nevera durante ½ hora.

Mientras tanto, cortamos todas las verduras del relleno en rodajas finas.

Sacamos la masa de la nevera y la estiramos hasta conseguir una lámina fina y redonda. La pasamos a la bandeja de horno sobre papel vegetal.

Precalentamos el horno a 200 °C.

Colocamos las verduras sobre la masa alternándolas para que la ratatouille quede lo más contrastada en color posible. Hay que asegurarse de dejar un margen de 3 cm en el borde para luego poder hacer la solapa.

Cuando hayamos acabado con todas las verduras, añadimos sal al gusto y 1 cucharadita de orégano. Doblamos hacia adentro el margen que habíamos dejado de masa y rociamos todo con un hilito de aceite de oliva.

Horneamos nuestra gallette durante 30–35 minutos a 200 °C (o hasta que las verduras estén bien hechas).

**NOTA:** si no tienes mucho tiempo, puedes usar una pasta brisa o de hojaldre comprada.

*Sin gluten: usa una masa brisa o de hojaldre sin gluten, la cual puedes encontrar en cualquier establecimiento.*

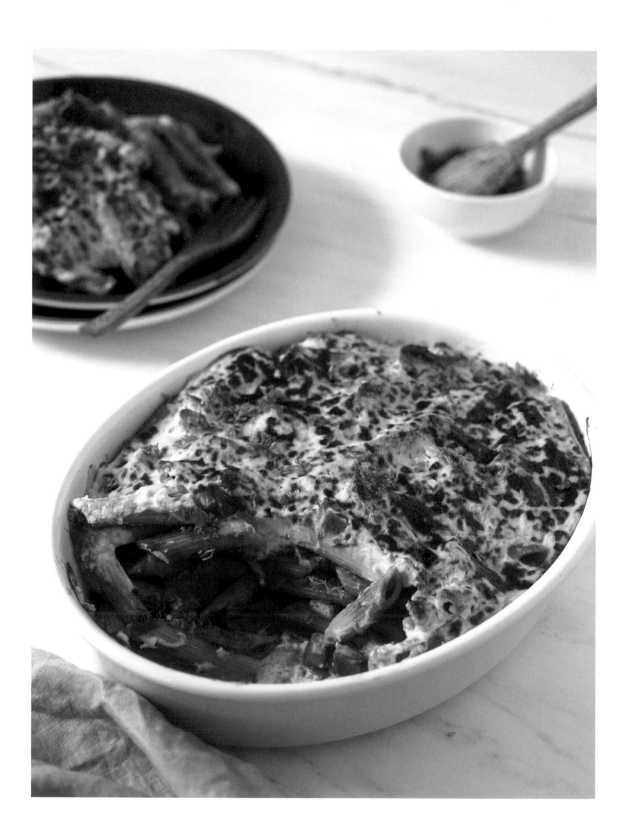

# MACARRONES GRATINADOS
# CON BECHAMEL DE COLIFLOR

 4 raciones

 40 min

 Dificultad: Media

## Ingredientes
320 g de macarrones integrales
250 g de tofu
1 cdta de ajo en polvo
2 cdas de salsa tamari (o de soja)
400 g de salsa de tomate (casera o de bote)
Aceite de oliva
Queso vegano al gusto

## Para la bechamel de coliflor:
125 g de coliflor
200 ml de bebida de soja sin edulcorar
1 ajo
1 cda de levadura nutricional (opcional)
1 cda de aceite de oliva
Nuez moscada al gusto
Sal y pimienta

## Elaboración:

Cortamos el tofu en dados y lo salteamos en una sartén con aceite de oliva y ajo en polvo hasta que esté bien dorado. Añadimos entonces la salsa tamari y lo cocinamos un par de minutos más. Reservamos.

Hervimos la pasta siguiendo las instrucciones del fabricante.

Calentamos la salsa de tomate e incorporamos los dados de tofu. Añadimos los macarrones y removemos para que se impregnen bien de la salsa.

Echamos la pasta en una fuente de horno.

Para hacer la bechamel de coliflor, pelamos y cortamos el ajo en láminas. Lo ponemos en una sartén honda con 1 cucharada de aceite de oliva y lo sofreímos con cuidado de que no se queme.

Cuando se haya dorado un poco, incorporamos la leche de soja, la coliflor troceada y lavada, la nuez moscada, la sal y la pimienta.

Llevamos a ebullición y cocemos durante 7-8 minutos a fuego lento con la tapa puesta.

Una vez pasado el tiempo, apartamos del fuego e incorporamos la levadura nutricional. Trituramos bien en el procesador de alimentos o con la batidora hasta que nos quede una crema fina.

Vertemos la bechamel sobre los macarrones, añadimos un poco de queso vegano por encima y horneamos durante 10 minutos a 200 °C. A última hora le damos un toque de gratinador y listo.

**NOTA:** esta bechamel de coliflor nos puede servir para muchas otras elaboraciones.

*Sin gluten: utiliza macarrones sin gluten para elaborar esta receta.*

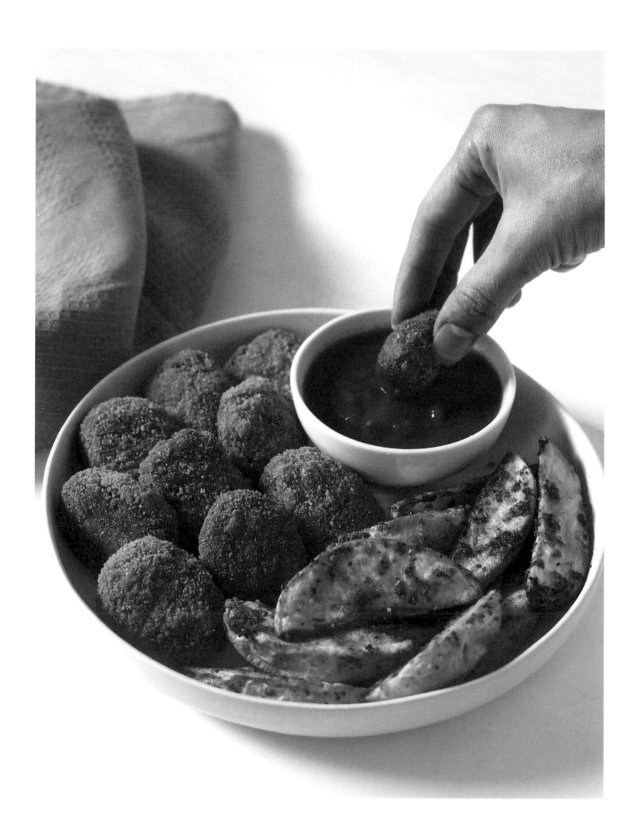

# NUGGETS DE TOFU CON PATATAS DELUXE

2 raciones

30 min + reposo + horno

Dificultad: Media

## Ingredientes

200 g de tofu
20 g de semillas de lino trituradas
1 cda de perejil picado
½ cdta de pimentón de la Vera
1 cdta de ajo en polvo
2 cdas de salsa tamari (o de soja)
4 cdas de almidón de maíz (o de harina de garbanzo)
100 ml de agua
Pan rallado
Sal
Aceite de oliva

## Para las patatas deluxe:

2 patatas grandes
1 cdta de pimentón de la Vera
1 cdta de orégano
½ cdta de ajo en polvo
½ cdta de cebolla en polvo
Sal
1 cda de harina de garbanzo (o la que prefiráis) o de pan rallado
2 cdas de aceite de oliva

## Elaboración:

En un bol ponemos el tofu troceado y lo machacamos con ayuda de un tenedor.

Añadimos las semillas de lino, el perejil, el pimentón, el ajo en polvo y la salsa tamari y mezclamos bien. Dejamos reposar ½ hora para que las semillas de lino suelten el mucílago que hará que la masa quede más compacta.

Mezclamos el almidón de maíz con el agua y la pizca de sal y batimos para que no se formen grumos.

Damos forma a los nuggets prensándolos bien y los pasamos por la mezcla que acabamos de hacer con el almidón de maíz.

Seguidamente los rebozamos en el pan rallado y los freímos en abundante aceite de oliva caliente. También podríamos hornearlos durante 15 minutos a 200 °C (o hasta que estén dorados).

Para las patatas deluxe, lavamos bien las patatas y las cortamos, sin pelarlas, en gajos.

Las pasamos a un bol y añadimos las especias, la sal y el aceite de oliva. Mezclamos bien para que todos los gajos queden impregnados.

Añadimos ahora la harina y volvemos a mover. La función de la harina es hacer que los gajos queden crujientes gracias a la costra que se creará en el horno.

Colocamos los gajos bien separaditos en la bandeja de horno sobre papel vegetal y los horneamos durante 25 minutos a 200 °C.

Sacamos del horno y servimos junto con los nuggets de tofu.

*Sin gluten: usa pan rallado sin gluten para rebozar los nuggets.*

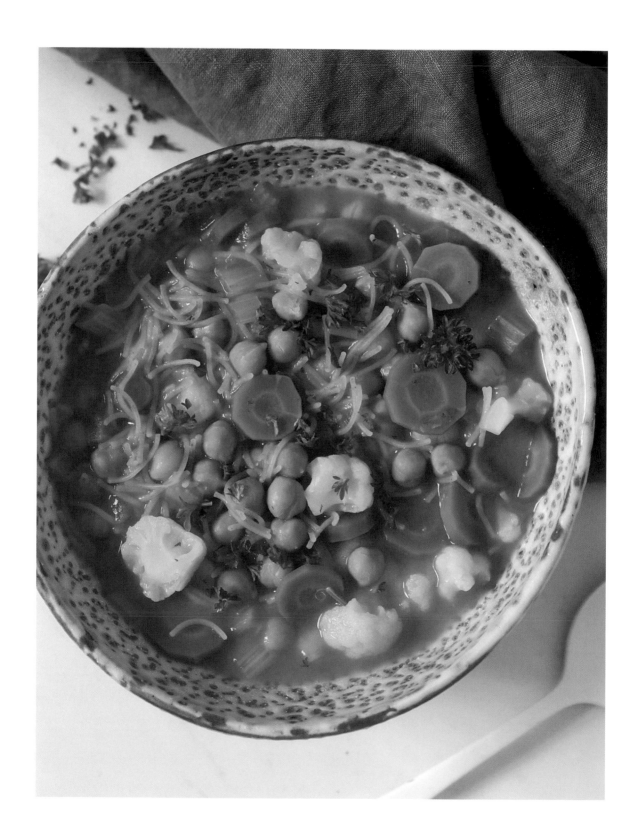

# COCIDO VEGETAL EXPRÉS

4 raciones

20 min

Dificultad: Fácil

## Ingredientes

400 g de garbanzos cocidos
1 l de caldo de verduras
½ coliflor
2 zanahorias
1 ramita de apio
150 g de fideos integrales
2 cdtas de pasta miso (opcional)

**Elaboración:**

Ponemos el caldo de verduras en una olla al fuego. Mientras tanto, lavamos bien las verduras y las troceamos a nuestro gusto.

Incorporamos las verduras troceadas a la olla y dejamos que se cocinen en el caldo hirviendo durante 10 minutos.

Añadimos ahora los garbanzos cocidos y los fideos y lo dejamos cocer tantos minutos como indique el fabricante de la pasta en el paquete.

Retiramos del fuego y añadimos la pasta miso diluida en un poco de agua. Es importante que, una vez hayamos incorporado el miso, no volvamos a hervir el cocido, ya que perdería todas sus propiedades probióticas.

Servimos nuestro cocido bien calentito.

**NOTA:** si a vuestros hijos e hijas no les gusta encontrarse las verduras, podéis rallarlas para disimularlas o incluso triturarlas con el caldo de verduras después de que hayan hervido unos 5 minutos.

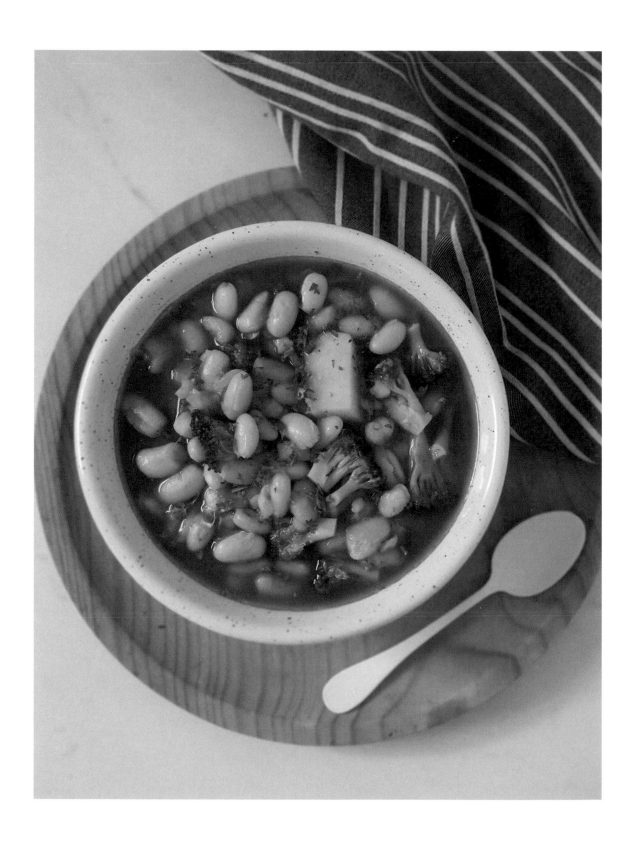

# POTAJE RÁPIDO
# DE HABICHUELAS

| 4 raciones | 25 min | Dificultad: Fácil |

### Ingredientes

400 g de habichuelas
cocidas
750 ml de agua o de caldo
de verduras
200 g de tomate triturado
½ cdta de ajo en polvo
½ cdta de cebolla en polvo
¼ de cdta de pimentón de
la Vera
2 zanahorias
1 patata grande
100 g de brócoli
Sal y pimienta al gusto
Aceite de oliva
Arroz hervido

**Elaboración:**

En una olla ponemos un chorrito de aceite de oliva y encendemos el fuego. Añadimos el tomate, el ajo en polvo, la cebolla en polvo, el pimentón, un poco de sal y una pizca de pimienta. Cocinamos a fuego medio durante 10 minutos con la tapa puesta.

Mientras tanto, lavamos las verduras y las troceamos.

Añadimos la patata, la zanahoria y el caldo (o el agua) a la olla del tomate y lo cocemos durante 10 minutos.

Incorporamos ahora el brócoli y las habichuelas y seguimos cocinando unos 5 minutos más (o hasta que las verduras estén a nuestro gusto).

Rectificamos de sal y servimos bien caliente acompañado de un poco de arroz hervido.

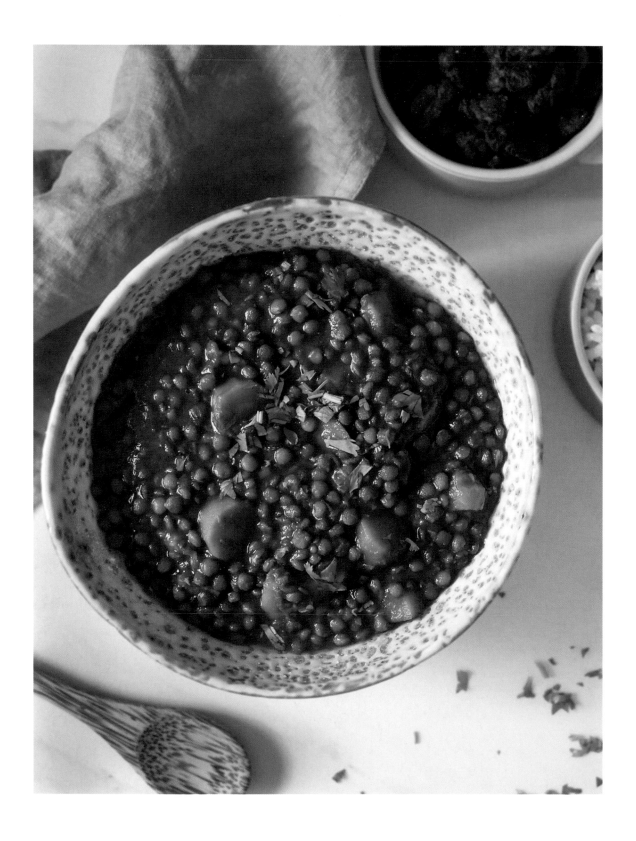

# LENTEJAS DE TODA LA VIDA CON CHORICILLO DE SOJA

8 raciones

50 min

Dificultad: Media

## Ingredientes

500 g de lentejas pardinas (sin cocer)
2 l de agua
1 tomate
1 pimiento verde
1 trozo de pimiento rojo
1 cebolla
4 ajos
2 zanahorias
2 patatas
1/2 cdta de comino
1 cdta de pimentón de la Vera
1 pizca de pimienta negra
1/4 de cdta de cúrcuma en polvo
Sal al gusto
2 cdas de aceite de oliva

### Para los choricillos de soja:

100 g de soja texturizada gruesa
2 cdtas de pimentón de la Vera
1 cdta de ajo en polvo
1 cdta de cebolla en polvo
1 cdta de sal
1 cda de salsa tamari (o de soja)
250 ml de agua
Aceite de oliva

## Elaboración:

Lavamos las verduras y quitamos la piel de la cebolla, los ajos, las patatas y las zanahorias. Limpiamos las lentejas bajo el chorro de agua, las escurrimos y las ponemos en una olla grande. Añadimos el agua, el tomate entero, la cebolla entera, los ajos enteros, el trozo de pimiento rojo y el pimiento verde sin la parte del rabito y las pipas. Incorporamos las especias (excepto la sal, que se la pondremos al final) y el aceite de oliva y lo ponemos a fuego fuerte hasta que hierva. Bajamos el fuego al mínimo, tapamos la olla y lo cocinamos 30–40 minutos (o hasta que las lentejas estén tiernas). A los 10 minutos añadimos las patatas y las zanahorias.

Una vez las lentejas estén tiernas añadimos la sal y removemos. Retiramos el tomate, los pimientos, la cebolla y los ajos y los ponemos en el vaso de la batidora. Añadimos un poco de agua para batirlo y trituramos hasta que no queden grumos. Añadimos este puré a la olla de las lentejas, el cual hará que nuestro guiso quede en su punto de espesor. Seguimos cocinando 5 minutos más removiendo de vez en cuando. Apartamos del fuego.

Para hacer los choricillos de soja, ponemos en un bol la soja, las especias y la salsa tamari. Lo removemos bien y lo dejamos en remojo durante ½ hora para que la soja se hidrate. Ponemos una sartén al fuego y añadimos la soja junto con el líquido del adobo. Dejamos que se evapore por completo el líquido y entonces ponemos un chorrito de aceite de oliva en la sartén. Salteamos la soja hasta que esté bien doradita. Rectificamos de sal si fuese necesario.

Servimos las lentejas con arroz integral hervido y con los choricillos de soja.

**NOTA:** las lentejas se pueden congelar, aunque recomiendo hacerlo sin la patata y la zanahoria, ya que estas no quedan bien una vez descongeladas.

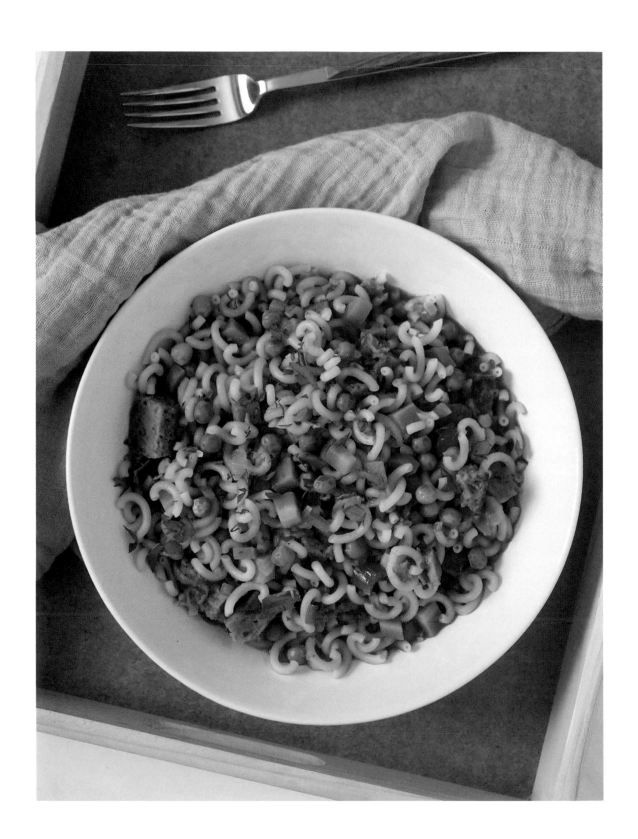

# FIDEOS A LA CAZUELA

4 raciones

30 min

Dificultad: Fácil

## Ingredientes

320 g de fideos gruesos
150 g de seitán
150 g de guisantes (frescos o congelados)
1 cebolla
1 diente de ajo
1 pimiento verde
2 zanahorias
100 ml de vino blanco (opcional)
200 g de tomate triturado
1 l de caldo de verduras
½ cdta de cúrcuma en polvo
1 cdta de pimentón de la Vera
Una pizca de pimienta
Sal
Aceite de oliva

## Elaboración:

Lavamos la cebolla y el ajo y los picamos muy finamente. Los ponemos en una cacerola con un buen chorrito de aceite de oliva y una pizca de sal y lo pochamos a fuego medio hasta que la cebolla esté transparente.

Incorporamos ahora el pimiento verde también muy picado y seguimos pochando.

Cortamos el seitán en dados y lo añadimos a la cacerola. Lo salteamos bien.

Incorporamos la zanahoria cortada en dados pequeños, los guisantes, el tomate y las especias y seguimos cocinando 5 minutos más a fuego medio. Echamos el vino y dejamos reducir hasta que se evapore el alcohol.

Añadimos los fideos, removemos bien y seguidamente incorporamos el caldo de verduras bien caliente. Yo recomiendo añadir el caldo poco a poco para que quede en el punto que más nos guste de caldoso. Cocemos los fideos siguiendo las instrucciones del fabricante.

*Sin gluten: usa tempeh o tofu para convertir esta receta en apta y fideos sin gluten.*

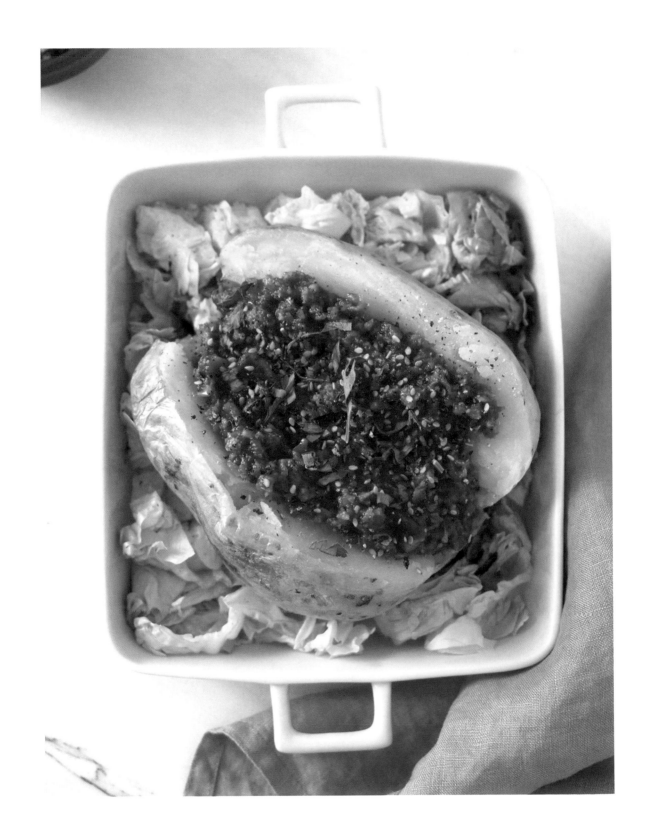

# PATATAS RELLENAS DE BOLOÑESA

4 raciones

30 min + horno

Dificultad: Fácil

**Ingredientes**

4 patatas medianas

**Para la boloñesa:**

1 cebolla
1 zanahoria
1 rama de apio
250 g de seitán
600 g de tomate triturado
1 cdta de pimentón de la Vera
1 cdta de orégano
Sal y pimienta al gusto
Aceite de oliva

## Elaboración:

En primer lugar, precalentamos el horno a 200 °C.

Lavamos bien las patatas y las colocamos en un recipiente apto para horno. Para que se hagan en menos tiempo, os recomiendo tapar el recipiente con su tapa o con papel de aluminio.

Horneamos las patatas a 200 °C durante 40–50 minutos o hasta que estén tiernas.

Mientras tanto, preparamos el relleno.

Picamos bien la cebolla y la pochamos en una cacerola con un poco de sal y aceite de oliva.

Cuando esté transparente incorporamos la zanahoria y el apio picados y seguimos pochando durante otros 5 minutos más a fuego medio.

Añadimos a la cacerola el seitán, que habremos picado en la picadora, el pimentón de la Vera, el orégano, la sal y la pimienta, removemos bien y salteamos durante 3–4 minutos.

Incorporamos el tomate triturado junto con un poquito de sal y dejamos que se reduzca a fuego bajo durante unos 15 minutos. Reservamos.

Sacamos las patatas del horno, las abrimos por la mitad, las salpimentamos y las rellenamos con la boloñesa.

Servimos bien calientes.

*Sin gluten:*
*podemos sustituir el seitán por 200 g de lentejas cocidas o por 250 g de tempeh picado.*

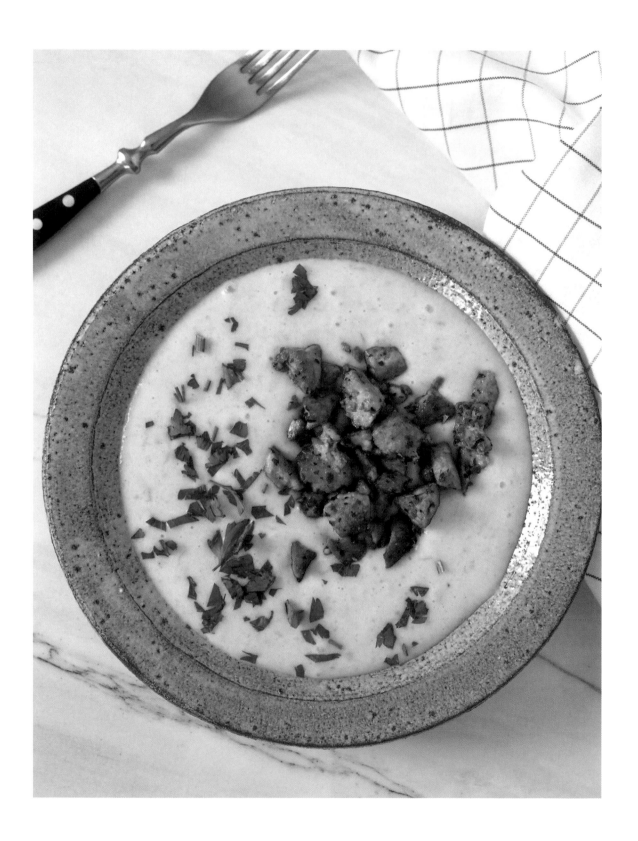

# PARMENTIER DE PATATA Y ZANAHORIA CON MIGAS DE TOFU

4 raciones

30 min

Dificultad: Fácil

**Ingredientes**

600 g de patata blanca
200 g de zanahoria
1 trozo de puerro
250 ml de bebida de soja sin edulcorar
50 g de aceite de oliva
Sal, pimienta y nuez moscada al gusto

**Para las migas de tofu:**

300 g de tofu firme
1 cdta de ajo en polvo
1 cdta de cebolla en polvo
½ cdta de sal
1 cdta de orégano
1 cda de salsa tamari (o de salsa de soja)
200 ml de agua
2 cdas de aceite de oliva

**Elaboración:**

Para realizar el parmentier tenemos que lavar bien las patatas y las zanahorias y, sin pelarlas, cocerlas en abundante agua con sal hasta que estén tiernas, junto con el puerro.

Una vez cocidas, quitamos la piel de las patatas y reservamos.

En una olla ponemos a calentar la bebida de soja con el aceite de oliva, la sal, la pimienta y la nuez moscada. Cuando arranque a hervir apartamos del fuego, incorporamos las patatas troceadas, las zanahorias, y el puerro y batimos con la batidora de brazo hasta que quede una crema fina y espesa. También podemos echarlo todo en el procesador y triturarlo ahí.

Reservamos nuestro parmentier y lo calentamos en el momento de servir.

Para las migas, troceamos el tofu con nuestras manos en trocitos irregulares y lo ponemos en una sartén antiadherente. Añadimos las especias, la sal y el agua y encendemos el fuego.

Dejamos que se consuma el agua y entonces añadimos el aceite de oliva. Salteemos durante 5-7 minutos a fuego medio o hasta que estén bien doraditas.

Incorporamos la salsa tamari y salteamos 2 minutos más.

Para servir, ponemos una base de parmentier en 4 platos hondos y por encima repartimos las migas de tofu.

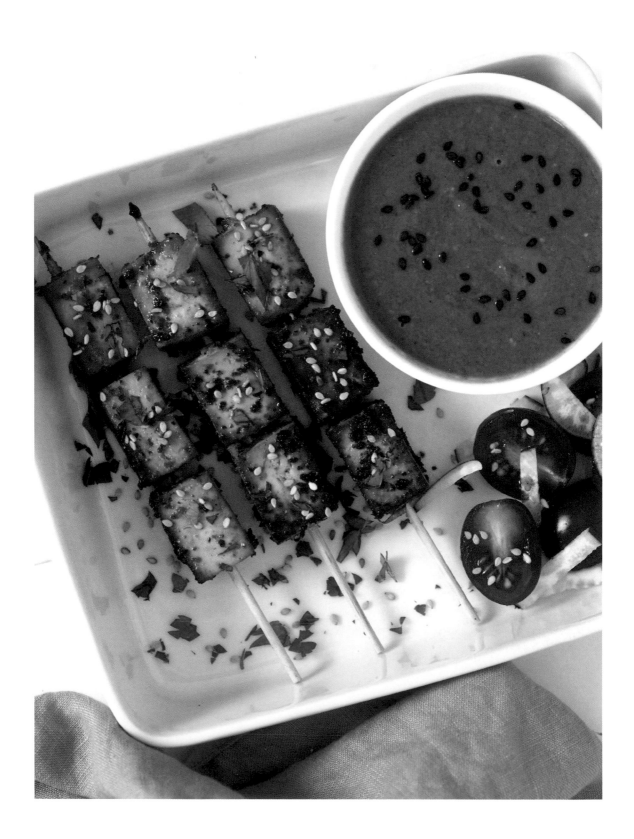

# BROCHETAS DE TOFU
# CON SALSA SATAY

4 raciones

20 min + macerado

Dificultad: Media

## Ingredientes

250 g de tofu
1 cda de sirope de agave
2 cdas de salsa tamari
El zumo de 1 naranja
1 cdta de ajo en polvo
1 cdta de cebolla en polvo
1 cdta de orégano
¼ de cdta de comino en polvo
¼ de cdta de pimienta
½ cdta de sal
Aceite de oliva

## Para la salsa satay:

100 ml de leche de coco de lata
2 cdas de crema de cacahuete
1 cdta de ajo en polvo
½ cdta de jengibre en polvo
¼ de cdta de pimienta
3 cdas de salsa tamari
1 cdta de sirope de agave

## Elaboración:

Troceamos el tofu en dados y lo ponemos en un recipiente. Añadimos el resto de los ingredientes y lo dejamos macerar en la nevera como mínimo 4 horas (cuanto más rato lo dejemos, mejor).

Para preparar la salsa satay, mezclamos todos los ingredientes en un bol y emulsionamos bien con ayuda de un tenedor o de unas varillas.

Escurrimos los dados de tofu y vamos insertándolos en las brochetas.

Ponemos las brochetas en una sartén antiadherente o en una plancha con un poco de aceite de oliva y las cocinamos durante 3-4 minutos por lado (hasta que estén bien doradas).

Servimos las brochetas acompañadas de la salsa satay.

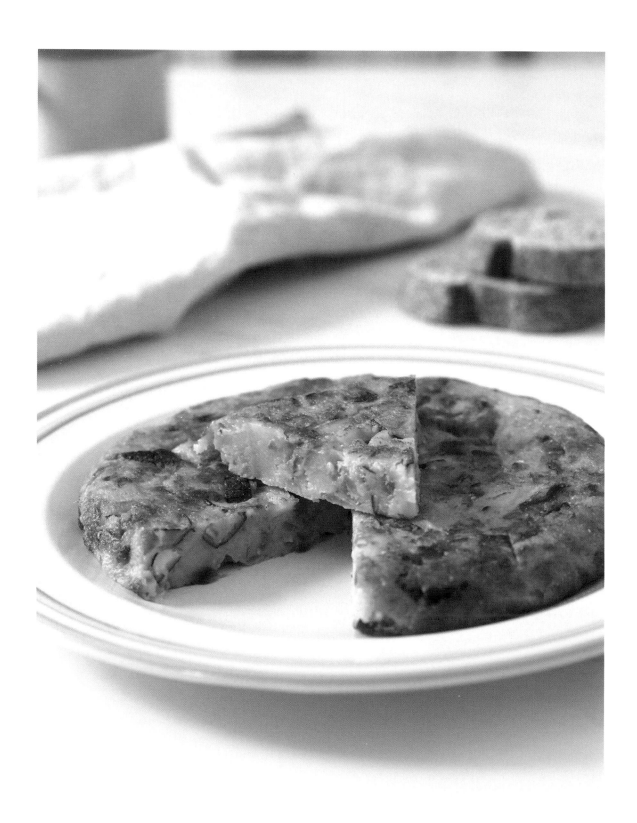

# TORTILLA CAMPERA

4 raciones          20 min + horno          Dificultad: Media

## Ingredientes

1 patata
1 berenjena
1 calabacín
1 cebolla
1 pimiento verde
Aceite de oliva y sal

### Para el «no huevo»:

3 cdas de harina de garbanzo
2 cdas de almidón de maíz (maicena)
1 cdta de levadura en polvo
½ cdta de sal
Unas gotitas de vinagre de manzana
¼ de cdta de cúrcuma
200 ml de agua

## Elaboración:

Troceamos en dados pequeños la berenjena, el calabacín, la patata, la cebolla y el pimiento.

Disponemos todo en una fuente de horno y añadimos la sal y un chorrito de aceite de oliva.

Tapamos el recipiente con su propia tapa o con papel de aluminio y lo horneamos durante 35–40 minutos a 200 °C.

Preparamos el «no huevo» mezclando en un bol todos los ingredientes y batiendo con ayuda de unas varillas hasta que quede una masa homogénea parecida a la textura del huevo.

Echamos las verduras al «no huevo» y mezclamos.

Ponemos al fuego una sartén antiadherente con un chorrito de aceite de oliva y, cuando esté caliente, echamos la mezcla.

Bajamos el fuego casi al mínimo.

Hacemos unos 5–7 minutos por lado moviendo de vez en cuando la sartén en forma de círculos para que no se pegue.

Si se pegara la tortilla, quitamos la capa que se ha quedado enganchada en la sartén, añadimos un poco más de aceite de oliva y seguimos con la elaboración.

Dejamos reposar la tortilla como mínimo durante 30 minutos antes de servir para que se asiente y coja cuerpo.

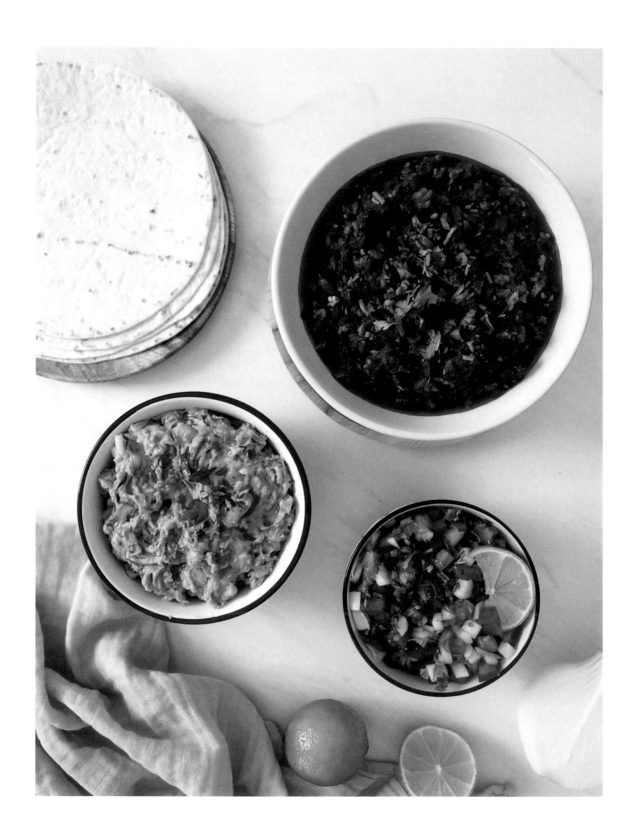

# TACOS CON CHILI, GUACAMOLE Y PICO DE GALLO

8 tacos

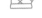

40 min

Dificultad: Media

## Ingredientes

8 tortitas de maíz o de trigo

**Para el guacamole:**

1 aguacate
El zumo de ½ lima
1 tomate pequeño
1 trozo de cebolla fresca
Unas hojas de cilantro
fresco
½ cdta de sal
1 cdta de aceite de oliva

**Para el pico de gallo:**

1 cebolla fresca
1 tomate
1 ramita de cilantro
1 cda de zumo de lima
Sal
Aceite de oliva

**Para el chili vegano:**

400 g de azukis cocidas o
de judías rojas cocidas
30 g de soja texturizada fina
1 cebolla
½ pimiento rojo
1 pimiento verde
400 g de tomate triturado
2 cdtas de pimentón dulce
2 cdtas de comino molido
2 cdas de cilantro fresco
picado (opcional)
1 pizca de pimienta negra
molida
Sal al gusto
Aceite de oliva
Chili molido o guindilla al
gusto (opcional)

## Elaboración:

Para hacer el chili vegano picamos finamente la cebolla y la pochamos en una sartén honda con aceite de oliva y sal. Cuando esté transparente, añadimos los pimientos rojo y verde bien picados. Seguimos cocinando hasta que las verduras estén bien tiernas.

Incorporamos la soja texturizada y las especias y cocinamos durante 1 minuto. Incorporamos el tomate y dejamos que se haga durante unos 15 minutos.

Agregamos las azukis y seguimos cocinando unos minutos más para que se integren todos los sabores.

Apagamos el fuego y añadimos el cilantro picado por encima.

Para hacer el guacamole machacamos el aguacate con un tenedor y lo mezclamos con el tomate y la cebolla picados bien finos. Añadimos la lima, la sal y el cilantro picado y lo coronamos con un chorrito de aceite de oliva.

Para el pico de gallo, simplemente picamos en dados muy pequeños la cebolla y el tomate y lo mezclamos en un bol. Incorporamos el cilantro muy picado, el zumo de lima, la sal y el aceite de oliva. Removemos bien.

Ahora calentamos las tortitas siguiendo las instrucciones del fabricante y las vamos rellenando a nuestro gusto.

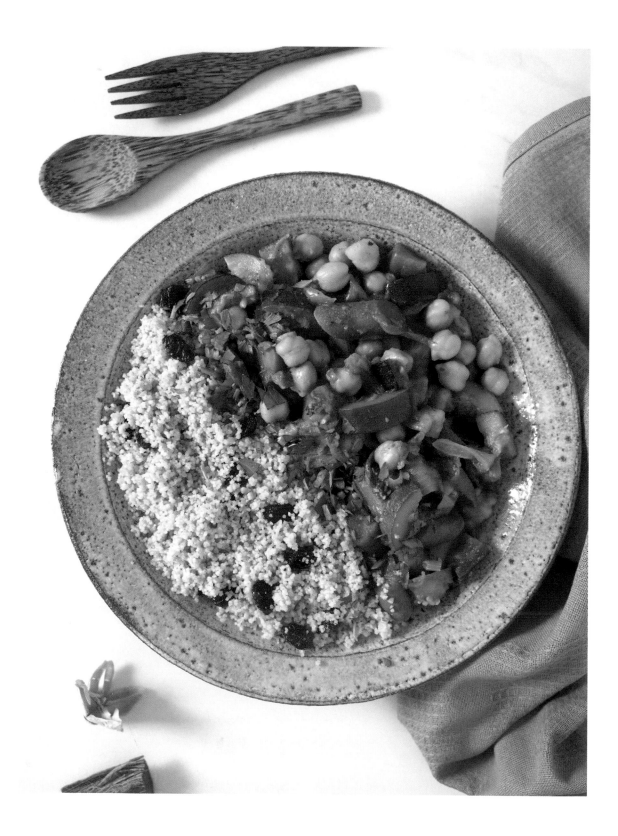

# CUSCÚS CON VERDURAS Y GARBANZOS

4 raciones

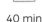

40 min

Dificultad: Media

**Ingredientes**

200 g de cuscús de trigo integral

1 cebolla

1 tomate

1 calabacín

1 berenjena

1 boniato o 1 patata

2 zanahorias

½ l de caldo de verduras

200 g de garbanzos cocidos

1 cdta de comino

½ cdta de pimentón dulce

¼ de cdta de canela

Sal y pimienta

Aceite de oliva

**Elaboración:**

Para comenzar, cortamos la cebolla en juliana y la pochamos en una sartén honda con aceite de oliva y sal hasta que esté transparente.

Mientras, troceamos el resto de las verduras en dados grandes y las incorporamos a la sartén.

Salpimentamos, echamos las especias y rehogamos a fuego medio un par de minutos.

Cocinamos a fuego bajo con la tapa puesta durante 10 minutos removiendo de vez en cuando.

Incorporamos el caldo de verduras, tapamos la sartén y cocinamos a fuego lento hasta que las verduras estén tiernas.

Unos minutos antes de apartar las verduras incorporaremos los garbanzos cocidos.

Para hacer el cuscús vamos a usar la misma cantidad de agua que de cuscús. Llevamos el agua a ebullición con un poco de sal y aceite de oliva, apartamos del fuego e incorporamos el cuscús. Removemos y tapamos la olla. Pasados 3 minutos lo destapamos y comenzamos a removerlo bien hasta que los granos queden bien sueltos.

Ponemos un fondo de cuscús en cada plato y por encima el guiso de verduras y garbanzos.

*Sin gluten:*
*puedes usar cuscús hecho de maíz*
*para hacer esta receta libre de gluten.*

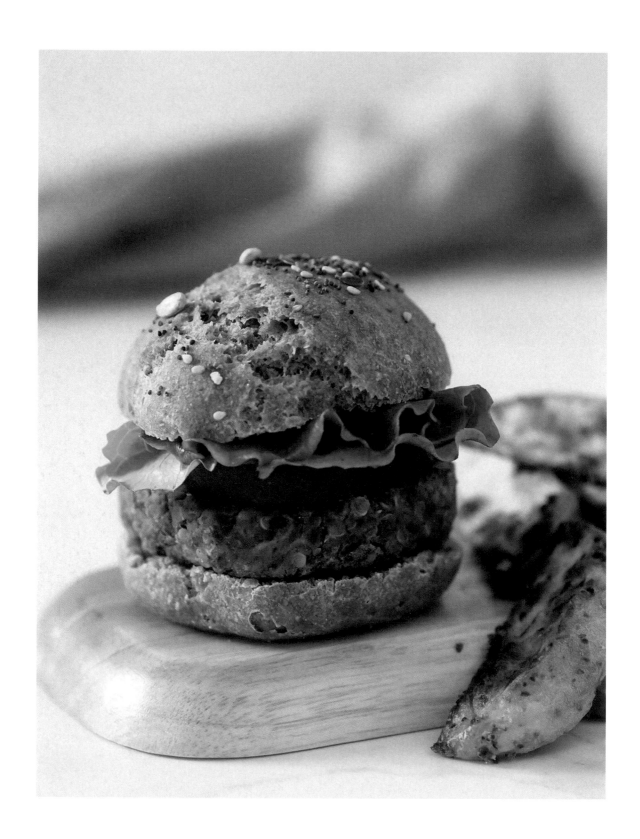

# BUGERS DE AZUKIS Y QUINOA

| 4 burgers | 30 min + reposo | Dificultad: Fácil |
|---|---|---|

## Ingredientes

400 g de azukis cocidas (o cualquier otro tipo de alubias)

50 g de quinoa (sin cocer)

50 g de zanahoria

50 g de calabacín

1 ajo

2 cdas de lino molido

1 cdta de pimentón de la Vera

½ cdta de comino en polvo

Sal y pimienta

4 cdas de pan rallado

Aceite de oliva

## Elaboración:

En primer lugar, cocemos la quinoa con el triple de volumen de agua que de quinoa durante 20 minutos a fuego medio y con la tapa puesta. Queremos que quede un poco pasada para que ayude a compactar la burger. La reservamos.

Picamos el ajo muy menudo y lo rehogamos en una sartén con un poco de aceite de oliva. Rallamos el calabacín y la zanahoria y lo añadimos a la sartén. Salpimentamos y seguimos rehogando hasta que las verduras estén hechas.

En un bol grande echamos las azukis escurridas, la quinoa, las verduras, el lino molido, las especias y el pan rallado. Mezclamos bien y chafamos todo con ayuda de un pasapurés o de la batidora, pero con cuidado de no hacer un puré. No importa si quedan trocitos.

Dejamos reposar la masa en la nevera como mínimo durante 1 hora para que coja cuerpo y podamos manejarla mejor.

Sacamos la masa de la nevera y le damos forma a las burgers con las manos.

Las hacemos a la plancha con un poco de aceite de oliva hasta que estén bien doraditas. Hay que tener cuidado al darles la vuelta porque son burgers blanditas.

Servimos las burgers en panecillos redondos con hojas verdes, tomate, aguacate y la salsa que más nos guste. También podemos servirlas sin pan acompañadas de verduritas y unas patatas deluxe (ver receta en página 59).

*Sin gluten: usa un pan rallado sin gluten para hacer esta receta apta.*

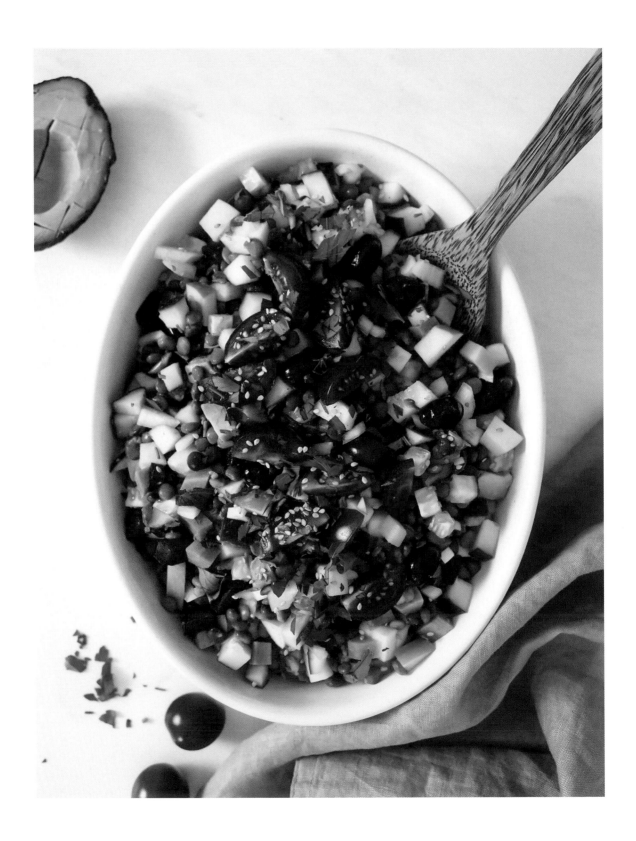

# ENSALADA DE LENTEJAS CON VINAGRETA CÍTRICA DE MENTA

4 raciones

20 min

Dificultad: Fácil

## Ingredientes

1 bote de 400 g de lentejas cocidas

10 tomates cherry

1 manzana

1 zanahoria

1 pepino

1 aguacate

12 aceitunas negras

4 rabanitos

1 trozo de pimiento rojo

## Para la vinagreta:

4 cdas de aceite de oliva

2 cdas de salsa de soja

1 cda de zumo de limón

½ cdta de sirope de agave

6 hojas de menta picadas

1 cdta de semillas de sésamo tostado

## Elaboración:

Picamos en dados pequeños la manzana, la zanahoria, el pepino, el aguacate, los rabanitos y el pimiento. Lo introducimos en un bol.

Cortamos en cuartos los tomates y en rodajitas las aceitunas (si tienen hueso las dejamos enteras) y lo añadimos al bol.

Abrimos el bote de lentejas y las enjuagamos bien con ayuda de un colador. Las incorporamos al bol y lo mezclamos todo bien.

Para la vinagreta, echamos todos los ingredientes, excepto el aceite de oliva, en un bol pequeño y mezclamos hasta que se integren. Añadimos el aceite de oliva sin dejar de remover.

Seguimos removiendo para que todos los ingredientes se impregnen de la vinagreta y servimos.

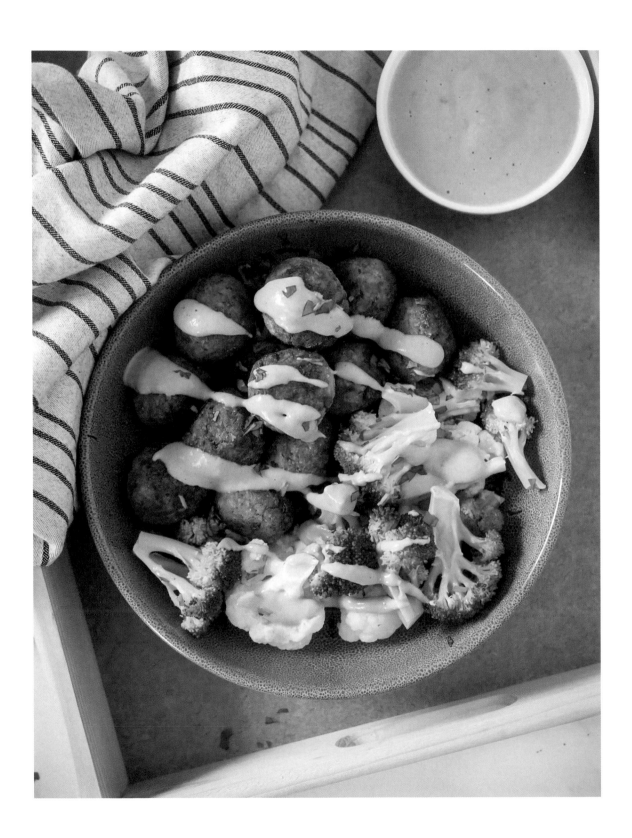

# ALBÓNDIGAS DE BERENJENA Y QUINOA CON SALSA DE CHAMPIÑONES

6 raciones · 30 min + horno + reposo · Dificultad: Media

## Ingredientes

250 g de berenjena aproximadamente
1 cebolla
1 zanahoria
180 g de quinoa (sin cocer)
2 cdas de harina de garbanzos (también podemos usar harina de avena)
2 cdas de lino molido
½ cdta de comino en polvo
½ cdta de pimentón de la Vera
Sal y pimienta
Más harina de garbanzo para rebozar
Aceite de oliva

## Para la salsa de champiñones:

300 g de champiñones
1 cebolla
400 ml de leche de coco de lata o de nata vegetal
Sal y pimienta
Aceite de oliva

## Elaboración:

Precalentamos el horno a 200 °C.

Cortamos la berenjena, la zanahoria y la cebolla en dados pequeños. Lo colocamos todo en una fuente de horno, lo salpimentamos y lo horneamos a 200 °C durante 30 minutos (o hasta que las verduras estén tiernas).

Mientras tanto, cocemos la quinoa con el triple de volumen de agua que de quinoa durante 20 minutos a fuego medio y con la tapa puesta. Reservamos.

En un bol grande mezclamos las verduras asadas con la quinoa, la harina de garbanzos, el lino molido y las especias. Mezclamos bien y, con ayuda de la batidora, lo trituramos un poco pero sin llegar a hacerlo puré.

Reservamos la masa en la nevera como mínimo durante 1 hora.

Sacamos la masa de la nevera y formamos las albóndigas. Las pasamos por harina de garbanzo. En este punto podríamos congelar las que no vayamos a consumir en el momento.

Las podemos hacer fritas en abundante aceite de oliva, a la sartén con un poco de aceite o al horno durante 15 minutos (o hasta que estén doradas).

Para la salsa de champiñones, cortamos la cebolla en trozos pequeños y la rehogamos en una olla con un poco de aceite de oliva. Añadimos los champiñones cortados en cuartos, añadimos sal y seguimos cocinando durante 3-4 minutos más.

Apartamos del fuego y añadimos la leche de coco. Trituramos con ayuda de una batidora (o en el procesador de alimentos) y volvemos a poner al fuego. Calentamos la salsa durante un par de minutos.

Servimos las albóndigas con un poco de salsa de champiñones y unas verduritas cocidas al dente.

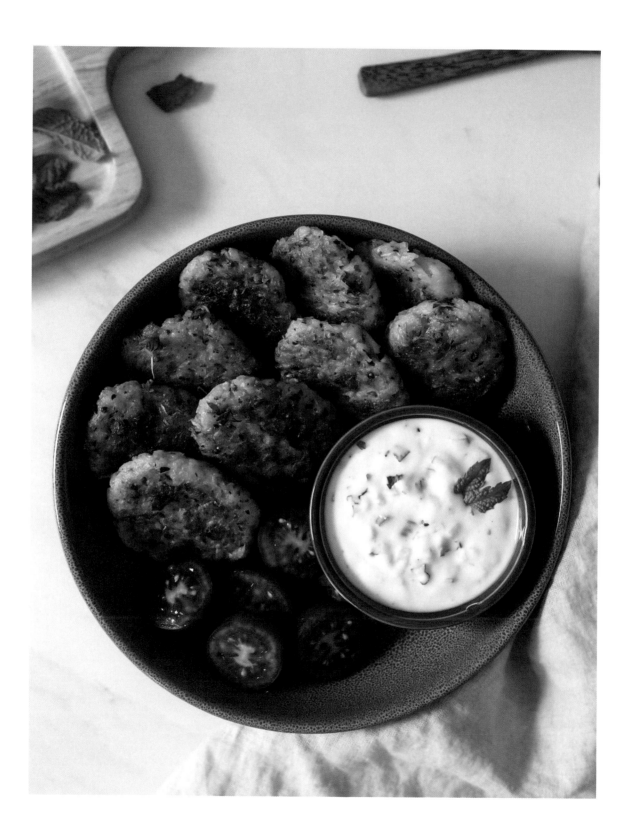

# HASHBROWNS

4 raciones

15 min + reposo

Dificultad: Fácil

**Ingredientes**

2 patatas
1 cebolla fresca
2 cdas de harina de garbanzo
Sal y pimienta
Aceite de oliva

**Elaboración:**

Rallamos las patatas y la cebolla y las ponemos en un trapo de algodón limpio. Lo cerramos bien y escurrimos toda el agua que suelta hasta que ya casi no salga nada.

Lo pasamos a un bol y añadimos la harina, la sal y la pimienta. Mezclamos bien, apretando con las manos y lo dejamos reposar 20 minutos.

Formamos tortitas finas con la masa y las hacemos a la plancha con un poco de aceite de oliva hasta que estén bien doradas por ambas caras.

Servimos como guarnición o como parte de un plato combinado.

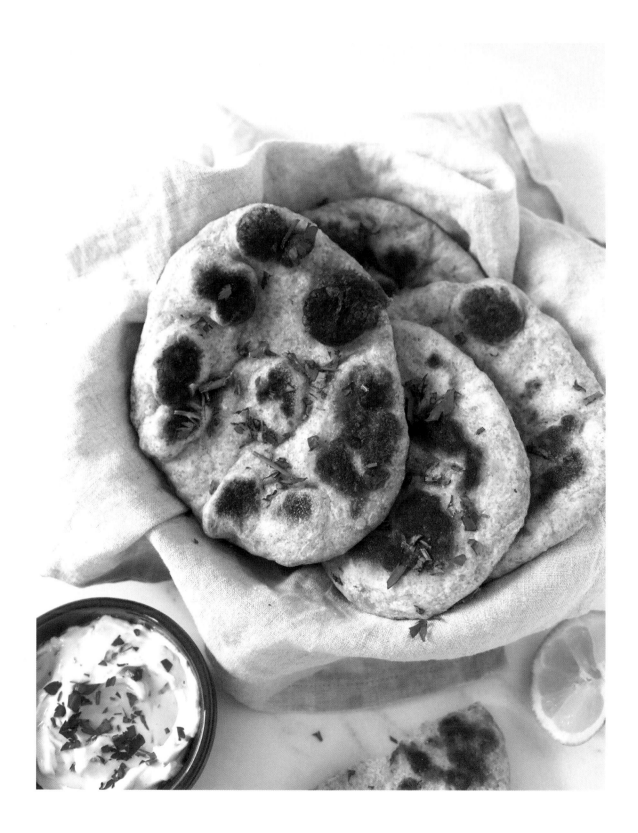

# PAN NAAN EN SARTÉN

8 panecillos

20 min + reposo

Dificultad: Media

### Ingredientes

150 g de harina de fuerza
100 g de harina de trigo integral (o de espelta)
200 g de yogur de soja sin edulcorar
½ cdta de sal
½ cdta de azúcar o de cualquier otro endulzante
½ cdta de levadura química (la de los bizcochos)
2 cdas de aceite de oliva

### Elaboración:

En un bol, mezclamos todos los ingredientes y, cuando esté todo bien integrado, pasamos la mezcla a la mesa de trabajo.

Amasamos durante 10 minutos para conseguir una masa fina.

Volvemos a colocar la masa en un bol y la tapamos. La dejamos reposar 1 hora fuera de la nevera.

Ponemos la masa sobre la encimera y la dividimos en 4-5 porciones. Formamos bolitas con cada porción, amasándolas un poco con nuestras manos y estiramos cada una de ellas hasta que tengan un grosor de 2-3 milímetros. Podemos poner un poco de harina en la encimera para que no se nos pegue la masa.

Calentamos una sartén antiadherente y le ponemos un poco de aceite de oliva. Colocamos los panes en la sartén y los hacemos un par de minutos por lado a fuego medio con cuidado de que no se quemen. Pincelamos con aceite de oliva cada lado.

Los sacamos en un plato o en un bol y los envolvemos en un paño de algodón hasta el momento de consumirlos, que recomiendo que sea durante el mismo día en que los hemos preparado.

**NOTA:** el pan naan es perfecto para dippear nuestras salsas o cremas favoritas tales como el hummus, el labneh, el babaganoush...

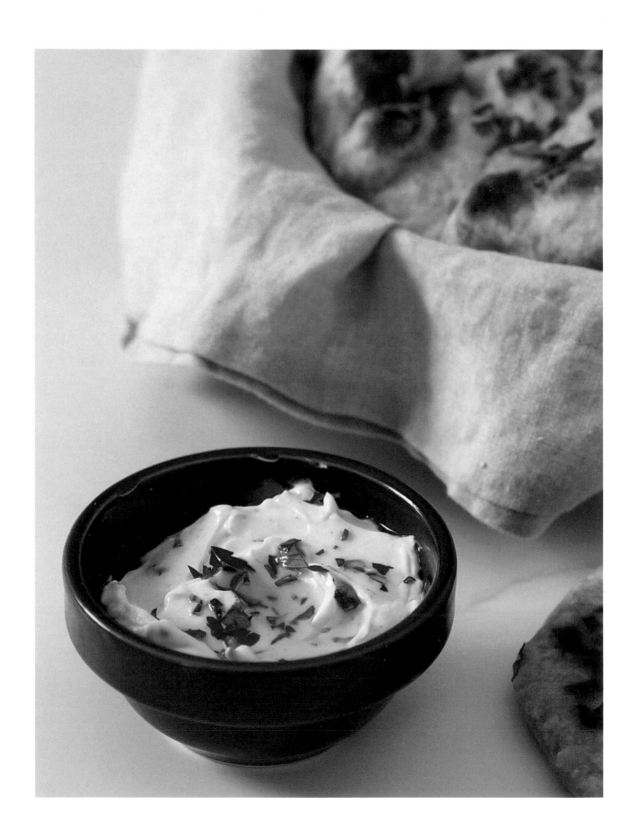

# LABNEH O QUESO DE YOGUR

| 1 ración | 10 min + reposo | Dificultad: Fácil |

## Ingredientes

2 yogures de soja sin edulcorar

¼ de cdta de sal

¼ de cdta de comino en polvo

1 cdta de perejil fresco picado

1 cda de aceite de oliva

## Elaboración:

Ponemos los dos yogures en una bolsa de las de hacer bebidas vegetales o en una muselina de algodón bien limpia.

Encajamos la bolsa o la muselina dentro de un vaso grande sin que toque el fondo y lo tapamos bien.

Lo guardamos en la nevera durante toda la noche para que pierda todo el suero y nos quede una crema espesa.

Al día siguiente, sacamos el vaso de la nevera y desechamos el suero que ha ido desprendiendo el yogur. Nos quedamos solo con la crema que se ha quedado en la bolsa o en la muselina.

Pasamos el labneh a un bol pequeño y añadimos la sal, el comino, el perejil y el aceite de oliva. Mezclamos bien y servimos con unos crudités de verdura y con pan naan.

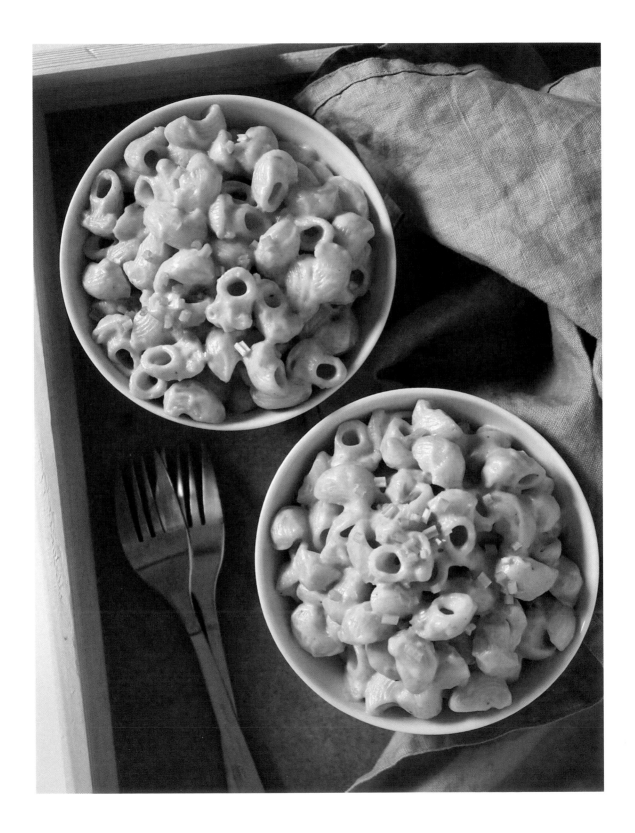

# MAC AND «CHEESE»

4 raciones

25 min

Dificultad: Fácil

## Ingredientes

150 g de patata pelada

100 g de zanahoria pelada

2 cdas de levadura nutricional

80 ml de agua (usaremos la de la cocción de las verduras)

60 g de anacardos crudos (remojados durante un par de horas)

60 g de aceite de oliva

1 cda de zumo de limón

½ cdta de pimentón de la Vera

1 cdta de ajo en polvo

¼ de cdta de cúrcuma en polvo

Sal y pimienta

320 g de pasta tipo tiburón

**Elaboración:**

Para hacer la salsa troceamos las patatas y las zanahorias y las cocemos durante 20 minutos o hasta que estén tiernas. Las sacamos de la olla y reservamos 80 ml del agua de la cocción.

En el vaso de la batidora o en el procesador de alimentos, echamos las patatas y las zanahorias cocidas, la levadura nutricional, el aceite de oliva, los anacardos remojados, las especias, la sal, el zumo de limón y el agua de la cocción que teníamos reservada.

Trituramos todo bien hasta que nos quede una crema bien fina y sin grumos. Reservamos.

Cocemos la pasta siguiendo las instrucciones del fabricante.

Calentamos la salsa en una olla y añadimos la pasta. Mezclamos bien y servimos caliente.

*Sin gluten:*
*usa pasta sin gluten para hacer esta receta apta.*

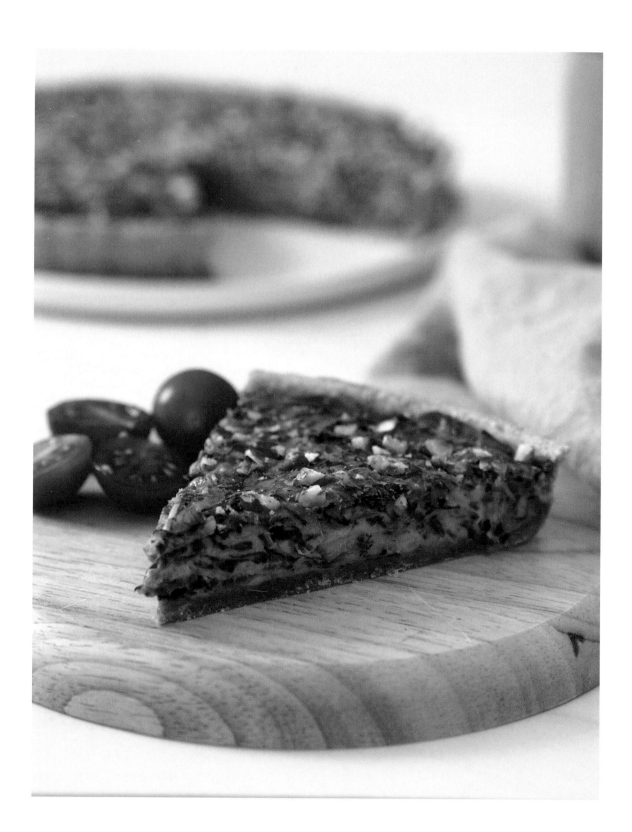

# QUICHE DE ESPINACAS

6 raciones

30 min + reposo + horno

Dificultad: Media

## Ingredientes

**Para la masa quebrada:**

250 g de harina de trigo
50 ml de aceite de oliva
100 ml de agua
½ cdta de sal
¼ de cdta de comino en polvo
1 cdta de ajo en polvo
1 cdta de hierbas provenzales

**Para el relleno:**

1 puerro
250 g de champiñones
300 g de espinacas
250 g de tofu
40 g de almidón de maíz (o maicena)
125 ml de bebida de soja
20 g de nueces
Sal y pimienta
Aceite de oliva

## Elaboración:

Para hacer la masa, ponemos en un bol la harina, las especias y la sal. Removemos bien. Añadimos el aceite de oliva y removemos. Por último, echamos el agua y mezclamos con las manos bien limpias. Si fuera necesario, añadimos un poco más de harina. Tapamos el bol y reservamos la masa en la nevera durante ½ hora.

Mientras tanto, preparamos el relleno. En una sartén honda, pochamos el puerro picado con aceite de oliva. Añadimos los champiñones laminados, la sal y la pimienta y seguimos cocinando un par de minutos más. Incorporamos las espinacas y tapamos la sartén para que se hagan con el vapor. Destapamos y salteamos un par de minutos más. Reservamos.

En el vaso de la batidora ponemos el tofu, el almidón de maíz y la bebida de soja y lo trituramos. Añadimos esta mezcla a la sartén donde teníamos reservadas las verduras y removemos. Rectificamos de sal.

Sacamos la masa quebrada de la nevera y la estiramos sobre la encimera. Engrasamos un molde redondo de 24 cm de diámetro y ponemos sobre él la masa. Le damos forma hasta que quede bien repartida por el molde. Ponemos algo de peso sobre la masa, como por ejemplo unos garbanzos secos, y la horneamos 10 minutos a 180°C.

Sacamos la masa del horno, retiramos el peso y vertemos la mezcla de espinacas que teníamos reservada. Añadimos unas nueces picadas por encima.

Horneamos la quiche durante 30 minutos a 180°C. La sacamos del horno, dejamos que se temple durante 20–30 minutos y desmoldamos. Servimos nuestra quiche templada.

*Sin gluten: podemos usar una masa quebrada sin gluten ya preparada. Podemos encontrarla en casi cualquier establecimiento.*

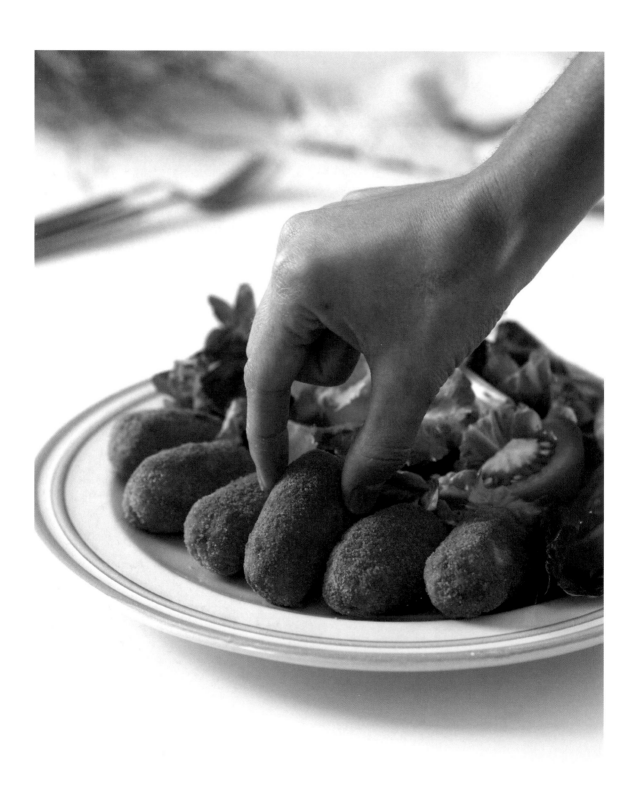

# CROQUETAS DE ESPINACAS

6 raciones

45 min + reposo

Dificultad: Media

## Ingredientes

150 g de espinacas
1 cebolla
50 g de nueces (opcional)
400 ml de bebida de soja
sin edulcorar
50 g de almidón de maíz
Nuez moscada al gusto
Sal y pimienta al gusto
2 cdas de levadura
nutricional (o un trozo de
queso vegano)
Aceite de oliva

## Para el rebozado:

4 cdas de harina de
garbanzo
200 ml de agua
Sal
½ cdta de vinagre de
manzana
Pan rallado
Harina de cualquier uso
Aceite de oliva para freír

## Elaboración:

Cortamos la cebolla muy menudita y la pochamos en una cacerola con un poco de aceite de oliva y una pizca de sal. Una vez que esté cocinada, añadimos las espinacas lavadas y tapamos para que se hagan con su propio vapor durante 2 minutos. Incorporamos las nueces picadas, la bebida de soja, la levadura nutricional (o el queso vegano troceado), la nuez moscada, la sal y la pimienta. Diluimos la maicena en un poco de agua fría y, en cuanto hierva lo que tenemos en la cacerola, la incorporamos sin dejar de remover. Cocinamos durante 5 minutos a fuego medio removiendo continuamente.

Pasamos la masa de las croquetas a una fuente grande y la extendemos. Le ponemos un poco de aceite de oliva por encima, la tapamos y la dejamos enfriar a temperatura ambiente. Después la dejamos reposar en la nevera 4-5 horas para que coja cuerpo y sea más fácil de manipular. Le damos forma a las croquetas y las ponemos sobre una bandeja con un poco de harina.

Hacemos la mezcla del no huevo poniendo en un bol la harina de garbanzo, la sal, el agua y las gotitas de vinagre. Batimos bien. Pasamos cada croqueta por esta mezcla y luego la rebozamos con el pan rallado. Para una corteza extra crujiente, podemos hacer este proceso del no huevo más el pan rallado dos veces. Si la mezcla del no huevo se espesa, podemos añadir agua. Freímos las croquetas en aceite de oliva caliente y las sacamos sobre papel absorbente para que empape el exceso de aceite. También las podemos hornear a 200 °C hasta que estén bien doraditas.

**NOTA:** se pueden congelar antes de freír u hornear.

*Sin gluten: usa pan rallado
sin gluten para hacer apta esta receta*

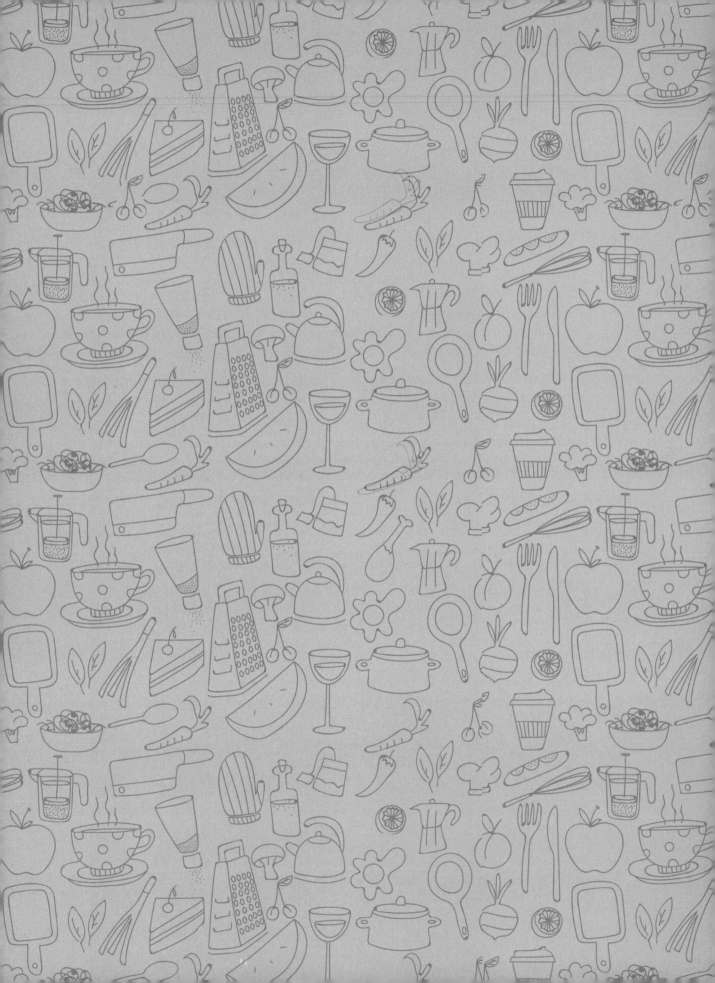

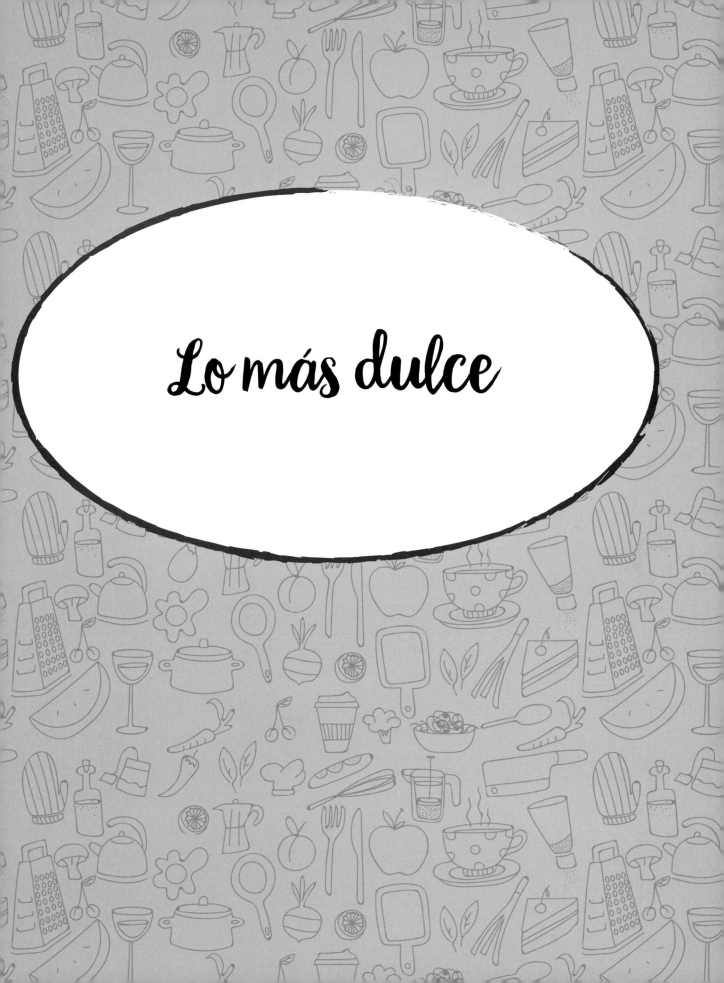

# Lo más dulce

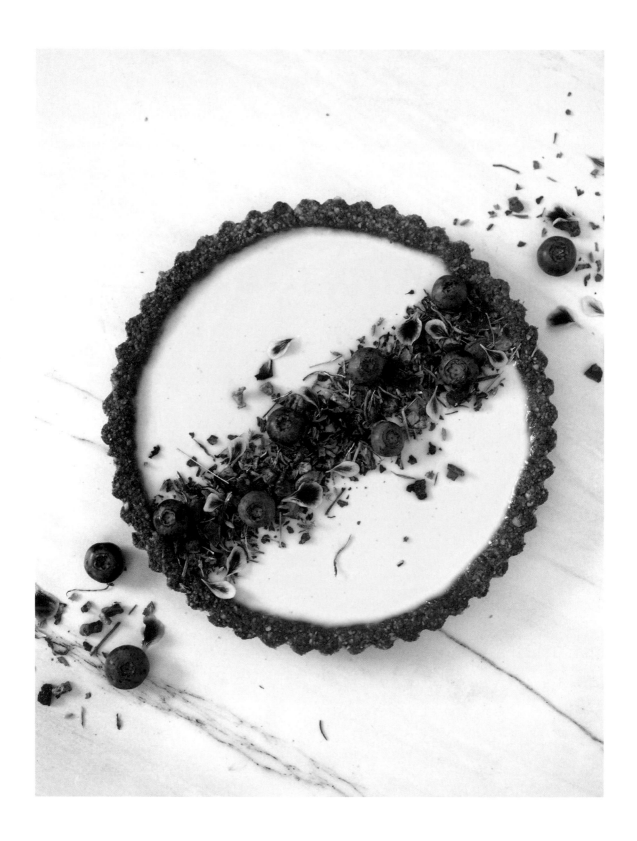

# PASTEL DE LIMÓN

8 raciones

25 min + horno + reposo

Dificultad: Media

**Ingredientes**

**Para la base:**

180 g de nueces (o de cualquier otro fruto seco)

20 g de aceite de coco (o margarina)

1 cda de zumo de limón

4 dátiles

**Para el relleno:**

400 ml de leche de coco de lata

60 g de sirope de agave (o del endulzante que prefieras)

30 g de aceite de coco

La ralladura de 2 limones

El zumo de 2 limones

1 cdta de agar agar (3 g) en polvo o en copos

¼ de cdta de cúrcuma en polvo

**Elaboración:**

Para la base, ponemos todos los ingredientes en el procesador o en una picadora y lo picamos todo bien.

Extendemos la masa en el molde engrasado (preferiblemente desmoldable) y la repartimos bien por la base y las paredes. Yo he usado un molde de 28 cm de diámetro.

Horneamos la base a 180 °C durante 15 minutos.

Mientras tanto, preparamos el relleno. Ponemos todos los ingredientes, excepto el agar agar, en una olla y lo llevamos a ebullición.

Añadimos el agar agar y cocemos a fuego medio sin dejar de remover durante 4-5 minutos.

Apartamos del fuego y vertemos el relleno sobre la base.

Dejamos enfriar unos 20 minutos a temperatura ambiente y luego lo metemos en la nevera hasta que esté bien frío y solidificado.

Decoramos el pastel con las frutas frescas que más nos gusten.

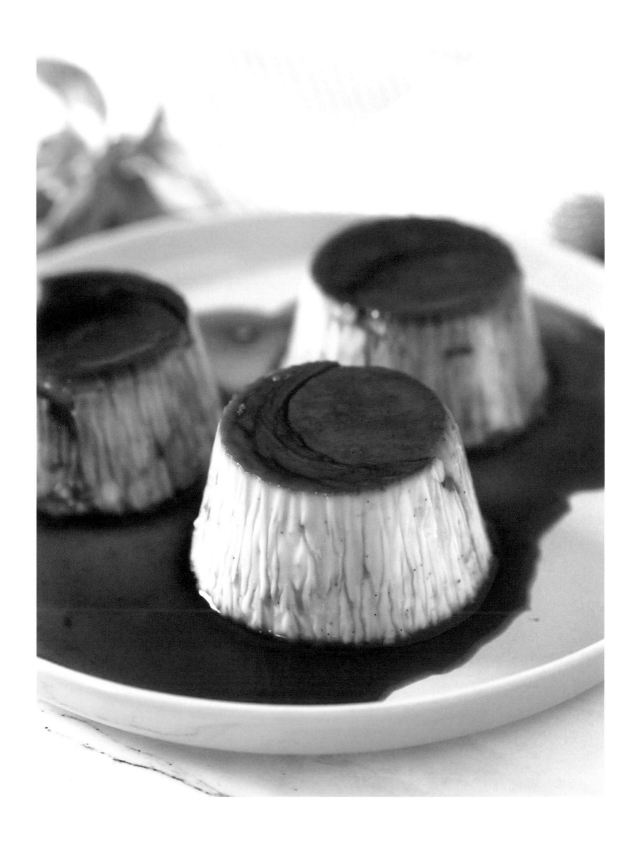

# FLAN DE VAINILLA

4 raciones

15 min + reposo

Dificultad: Fácil

## Ingredientes

600 ml de bebida de soja
80 g de sirope de agave
70 g de anacardos crudos
(remojados mínimo durante
2 horas)
1 vaina de vainilla
1 cdta de agar agar (3 g)
1 pizca de cúrcuma (para
dar color)
Caramelo o melaza de
caña para el fondo

## Elaboración:

Ponemos en un cazo 500 ml bebida de soja con la vaina de vainilla y lo llevamos a ebullición. Apagamos el fuego, ponemos la tapa y dejamos que enfríe por completo. Una vez que haya enfriado abrimos la vaina y, con ayuda de un cuchillo, la raspamos para que suelte toda la vainilla.

Escurrimos los anacardos y los ponemos en el procesador o en el vaso de la batidora junto con el agar agar, los 100 ml de bebida de soja restantes, la pizca de cúrcuma y el sirope de agave. Trituramos hasta que quede una crema fina y homogénea.

Ponemos al fuego la bebida de soja infusionada y, cuando arranque a hervir, añadimos la crema de anacardos. Dejamos que se cocine a fuego medio sin dejar de remover durante 8 minutos.

En moldes individuales, o en uno más grande, disponemos un fondo de caramelo o de melaza (también valdría sirope de agave o de arce) y vertemos por encima nuestro flan.

Dejamos enfriar a temperatura ambiente durante ½ hora y luego lo llevamos al frigorífico hasta que esté bien frío (el tiempo dependerá de si se han usado moldes individuales o uno grande).

Para desmoldar el flan, nos ayudamos primero de un cuchillo para despegarlo de la pared del molde. Enseguida, la melaza del fondo ayudará a que se desmolde perfectamente.

**NOTA:** podemos colocar unas galletas por encima, de manera que, al darle la vuelta, estas queden de base.

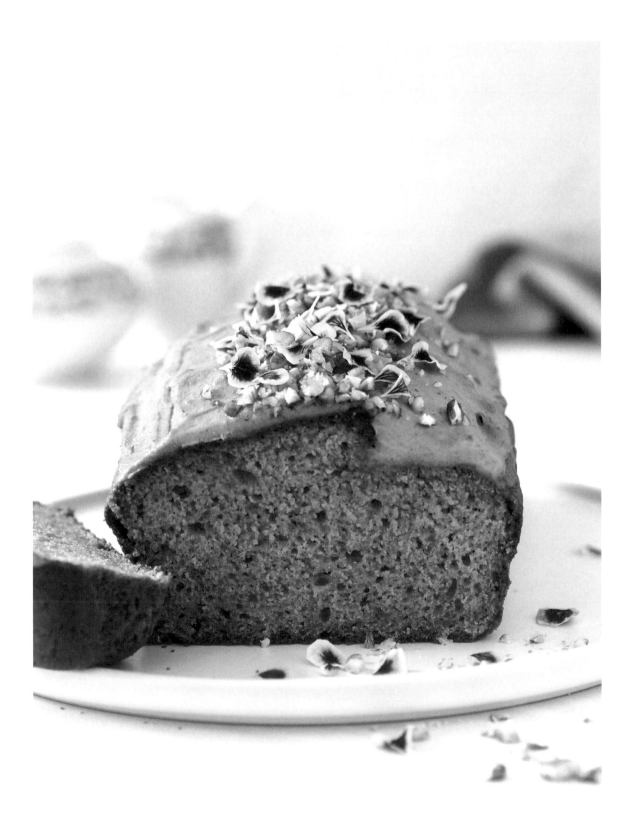

# BIZCOCHO DE YOGUR CON FROSTING DE FRESA

10 raciones

20 min + horno

Dificultad: Media

## Ingredientes

300 g de harina de trigo

250 ml de bebida de soja

125 g de yogur de soja

100 g de azúcar moreno o panela

80 g de aceite de oliva suave

La ralladura de 1 limón

1 sobre de levadura en polvo (16 g)

½ cdta de bicarbonato

¼ de cdta de vinagre de manzana

1 pizca de sal

## Para el frosting:

100 g de anacardos crudos (remojados durante 4 horas como mínimo)

100 g de fresas

2 dátiles medjoul

## Elaboración:

Precalentamos el horno a 200 °C.

Ponemos en un bol grande la bebida de soja, el azúcar, el yogur, el aceite de oliva, la ralladura de limón y la sal. Mezclamos bien con ayuda de unas varillas hasta que el resultado sea homogéneo.

Ahora incorporamos, con ayuda de un colador, la harina, la levadura y el bicarbonato. Mezclamos bien con movimientos envolventes.

Añadimos la ralladura de limón y el vinagre y volvemos a mezclar.

Vertemos la masa en un molde de 1 litro de capacidad aproximadamente y lo horneamos durante 45-50 minutos a 180 °C (o hasta que al pincharlo con un palillo este salga seco).

Mientras tanto, preparamos el frosting. Ponemos en la batidora o en el procesador de alimentos los anacardos escurridos, las fresas y los dátiles y lo trituramos bien hasta conseguir una crema fina y sin grumos. Reservamos en la nevera.

Sacamos el bizcocho del horno y dejamos enfriar en el molde 10-15 minutos. Luego lo desmoldamos con mucho cuidado y lo dejamos sobre una rejilla para que enfríe del todo.

Una vez frío, le ponemos el frosting por encima y lo decoramos con fruta fresca o flores comestibles.

**NOTA:** si no se consume en el mismo día, hay que guardarlo en la nevera, sino el frosting se echaría a perder.

**NOTA 2:** la reacción del bicarbonato junto con el vinagre de manzana hace que el resultado sea más esponjoso.

*Sin gluten: sustituye la harina de trigo por las siguientes cantidades: 210 g de harina de arroz + 90 g de almidón de maíz.*

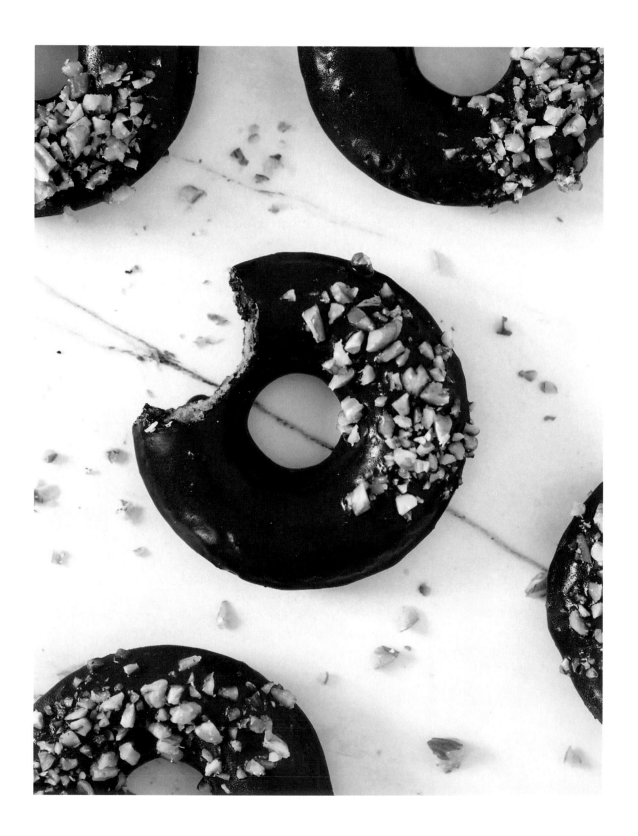

# ROSQUILLAS DE CALABAZA BAÑADAS EN CHOCOLATE

6 rosquillas

25 min + horno

Dificultad: Media

## Ingredientes
200 g de calabaza cruda o 130 g de calabaza ya asada
140 g de harina de trigo
125 g de bebida de soja
80 g de sirope de agave
1 de cdta de levadura química en polvo
¼ de cdta de bicarbonato
½ cdta de canela en polvo
1 pizca de sal
Un par de gotitas de vinagre de manzana

## Para la cobertura:
150 g de chocolate negro al 80%
1 cdta de aceite de coco

**Elaboración:**

En primer lugar, asamos la calabaza al horno hasta que esté tierna (si la troceamos tardará menos en hacerse). También la podemos cocinar al vapor. Recomiendo no hacerla hervida porque absorberá demasiada agua.

Dejamos enfriar la calabaza y la hacemos puré con ayuda de un tenedor o con la batidora.

Precalentamos el horno a 200 °C.

En un bol mezclamos el puré de calabaza, la bebida de soja, el sirope de agave, la canela en polvo y la pizca de sal. Mezclamos bien con ayuda de unas varillas.

Ahora incorporamos, tamizando con un colador, la harina, la levadura y el bicarbonato y mezclamos con movimientos envolventes. Añadimos las gotitas de vinagre y volvemos a remover suavemente.

Engrasamos un molde de rosquillas y repartimos la masa. Te recomiendo usar una manga pastelera para repartirla bien.

Horneamos las rosquillas durante 20–25 minutos a 180 °C.

Sacamos las rosquillas del horno, las dejamos enfriar unos 20 minutos y las desmoldamos con cuidado. Las colocamos sobre una rejilla para que se enfríen por completo.

Ponemos en un bol no muy grande el chocolate troceado y el aceite de coco y lo derretimos en el microondas de 30 en 30 segundos teniendo cuidado de que no se nos queme. También podríamos derretirlo al baño María.

Bañamos cada rosquilla en el chocolate derretido (con una sola cara es suficiente) y las colocamos de nuevo en la rejilla. Las llevamos 10 minutos a la nevera para que el chocolate solidifique y quede crujiente.

*Sin gluten: sustituye la harina de trigo por 100 g de harina de arroz + 40 g de almidón de maíz.*

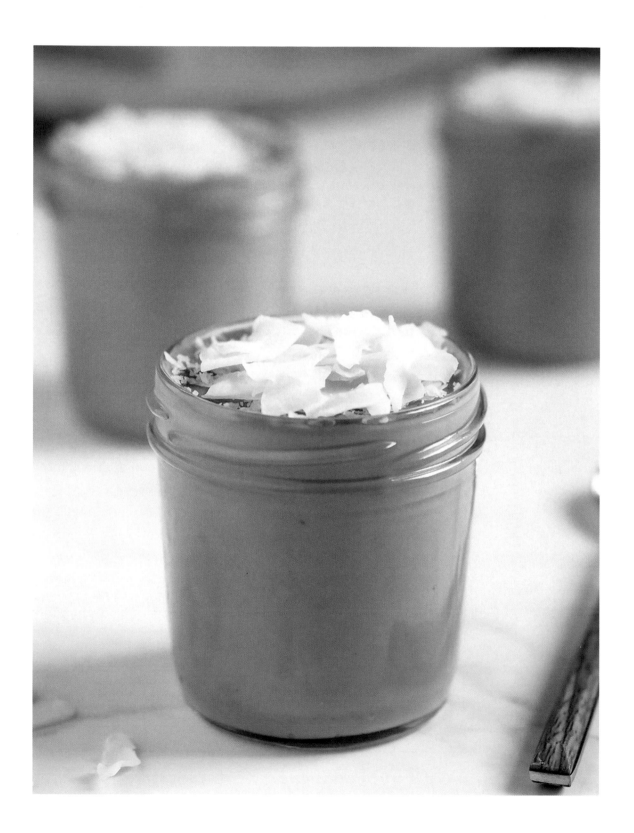

# NATILLAS DE COCO

4 raciones

15 min

Dificultad: Fácil

## Ingredientes

400 ml de leche de coco de lata

300 ml de bebida de soja

30 g de almidón de maíz (maicena)

50 g de azúcar de coco (o cualquier otro endulzante)

## Elaboración:

Ponemos en una cacerola la leche de coco, 250 ml de bebida de soja y el azúcar. Llevamos a ebullición.

Diluimos el almidón de maíz en los 50 ml de bebida de soja restantes y lo añadimos a la cacerola sin dejar de remover.

Cocinamos a fuego medio durante 5 minutos removiendo todo el rato.

Repartimos las natillas en 4 vasitos y las dejamos enfriar a temperatura ambiente. Luego las guardamos en la nevera hasta el momento de consumirlas.

**NOTA:** podemos poner una galleta en el fondo de cada vaso para darle un extra goloso.

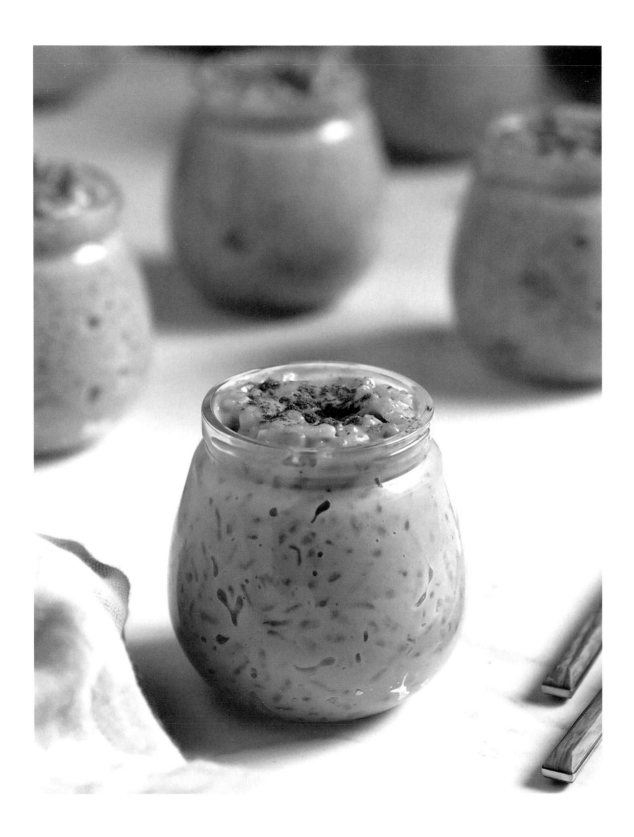

# ARROZ CON LECHE

6 raciones

45 min + reposo

Dificultad: Media

**Ingredientes**
800 ml de bebida de soja
La piel de 1 limón
2 ramas de canela
1 vaina de vainilla
100 g de arroz blanco
60 g de sirope de agave (o cualquier otro endulzante)
Canela en polvo para servir

## Elaboración:

En primer lugar, llevamos a ebullición la bebida de soja junto con la piel de limón, las ramas de canela y la vaina de vainilla. Una vez que arranque a hervir, tapamos la olla y retiramos del fuego. Dejamos que enfríe a temperatura ambiente con la tapa puesta durante un par de horas. Esto hará que nuestro arroz con leche quede con un aroma y un sabor muy potentes.

Ahora colamos la bebida ya aromatizada y la volvemos a poner en la olla. La llevamos a ebullición.

Añadimos el arroz y dejamos que se cocine a fuego bajo durante 30-35 minutos removiendo casi constantemente.

Cinco minutos antes de apartarlo del fuego, incorporamos el sirope de agave.

Repartimos el arroz con leche en tarros individuales o en una fuente única y lo dejamos templar a temperatura ambiente.

Lo servimos con canela en polvo por encima.

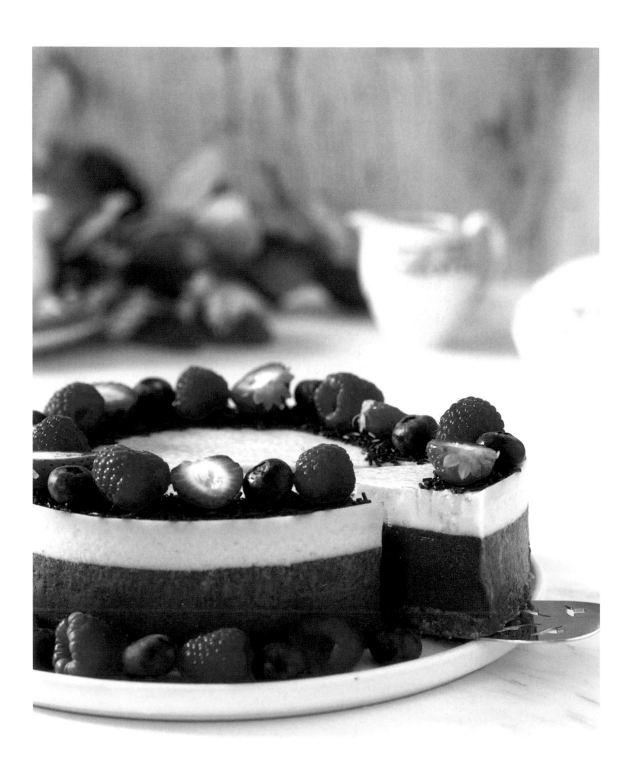

# TARTA TRES CHOCOLATES

10 raciones

25 min + reposo

Dificultad: Fácil

**Ingredientes**
**Para la base:**

150 g de nueces (o cualquier otro fruto seco)
80 g de dátiles
2 cdas de aceite de coco

**Para la capa de chocolate negro:**

400 ml de leche de coco de lata
150 g de chocolate negro al 85%
1 cdta (3 g) de agar agar en copos o en polvo

**Para la capa de chocolate claro:**

400 ml de leche de coco de lata
150 g de chocolate negro al 50%
1 cdta (3 g) de agar agar en copos o en polvo

**Para la capa de chocolate blanco:**

400 ml de leche de coco de lata
150 g de chocolate blanco
1 cdta (3 g) de agar agar en copos o en polvo

## Elaboración:

En primer lugar, trituramos los ingredientes de la base con ayuda de una picadora o de un procesador de alimentos y lo ponemos sobre un molde desmontable de aproximadamente 20 cm de diámetro. Extendemos bien la masa y la prensamos con ayuda de una cuchara o de un vaso. Debe quedar bien repartida por toda la base. Lo reservamos en el congelador.

Para hacer la primera capa, ponemos la leche de coco junto con el chocolate troceado en una olla y lo llevamos a ebullición. Incorporamos el agar agar y dejamos cocinar a fuego medio sin dejar de remover durante 5 minutos. Vertemos el resultado sobre la base y dejamos que temple a temperatura ambiente durante 30 minutos como mínimo.

Hacemos la segunda y la tercera capa siguiendo el mismo procedimiento que con la primera.

Refrigeramos hasta que la tarta esté bien fría y sólida y la decoramos con fideos de chocolate y fruta fresca.

**NOTA:** hay que asegurarse de que las capas están sólidas antes de echar por encima la siguiente, de lo contrario, se mezclarían.

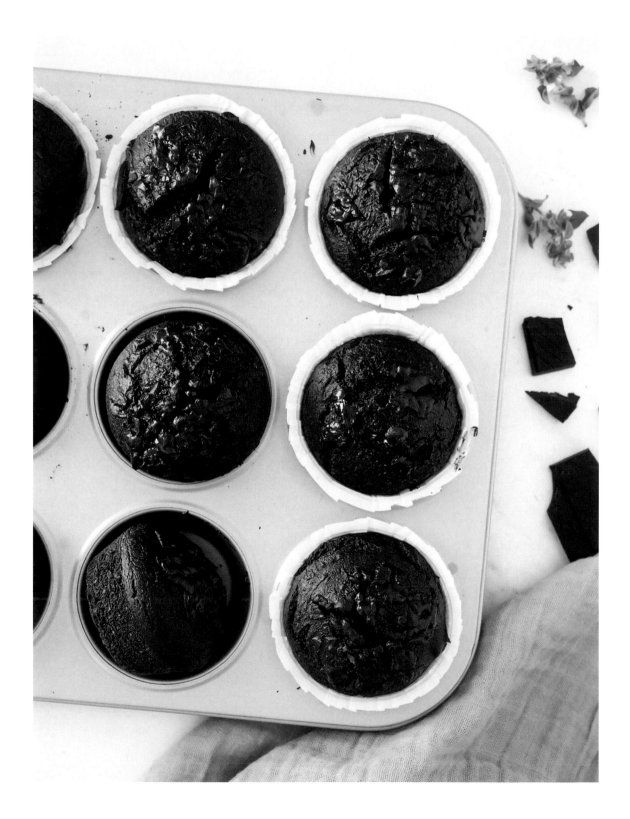

# MUFFINS DE CALABACÍN Y CACAO

9 muffins

25 min + horno

Dificultad: Media

## Ingredientes

300 g de calabacín crudo con piel
100 ml de aceite de oliva suave
120 ml de bebida de soja sin edulcorar
100 g de azúcar moreno o de panela
250 g de harina de trigo o de espelta
50 g de cacao puro en polvo
1 cda de levadura química en polvo
½ cdta de bicarbonato
¼ de cdta de vinagre de manzana
1 pizca de sal
Esencia de vainilla
30 g de chocolate al 80%

**Elaboración:**

Precalentamos el horno a 200 °C.

Lavamos bien el calabacín y lo rallamos. Echamos en un bol grande el calabacín rallado, la bebida de soja, el azúcar, el aceite, el cacao, la esencia de vainilla y la pizca de sal.

Mezclamos todo bien con ayuda de unas varillas.

Añadimos, tamizando con un colador, la harina, la levadura y el bicarbonato. Mezclamos con movimientos envolventes hasta que esté todo bien integrado. Por último, añadimos las gotitas de vinagre y volvemos a remover con movimientos envolventes.

Repartimos la masa en 9 moldes de muffin (que estarán preferiblemente dentro de un molde firme para evitar que salgan deformes) y esparcimos por encima de cada uno un poco de chocolate al 80% picado.

Horneamos durante 20–25 minutos a 180 °C.

Sacamos del horno los muffins y los dejamos enfriar a temperatura ambiente.

*Sin gluten: sustituye la harina por las siguientes cantidades: 180 g de harina de arroz + 70 g de almidón de maíz.*

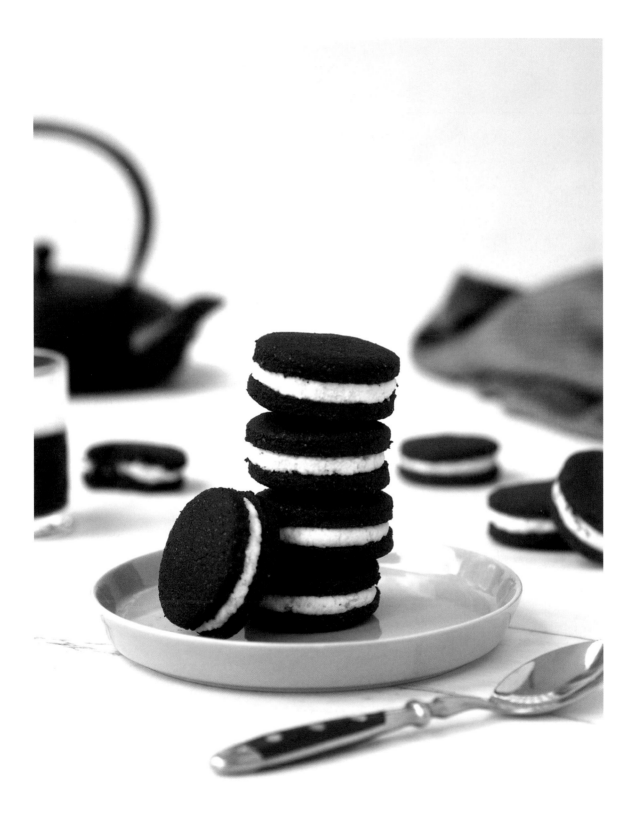

# GALLETAS TIPO «OREO»

20 galletas

45 min + horno

Dificultad: Difícil

**Ingredientes**
**Para las galletas:**

230 g de harina de avena

60 g de azúcar moreno o panela

100 g de cacao puro en polvo

100 g de aceite de coco

Unas gotas de esencia de vainilla

Una pizca de sal

**Para la crema:**

150 g de almendras crudas y peladas (remojadas en agua durante 3-4 horas)

20 g de sirope de agave

70 ml de agua

1 cda de zumo de limón

1 pizca de sal

Unas gotas de esencia de vainilla

## Elaboración:

Para hacer las galletas, mezclamos todos los ingredientes en un bol de forma que quede una masa homogénea. Dejamos que repose durante 15 minutos en la nevera.

Para la crema, escurrimos las almendras desechando el agua del remojo y trituramos todos los ingredientes hasta conseguir una crema lo más fina posible. Si vemos que cuesta triturarlo podemos añadir 10 ml más de agua, pero no más, porque si no no conseguiríamos que quedara firme entre las galletas.

Rellenamos una manga pastelera con la crema y la llevamos a la nevera mientras hacemos el resto de la receta.

Precalentamos el horno a 200 °C.

Sacamos la masa de las galletas del frigorífico y hacemos dos bolas. Estiramos una de ellas sobre la encimera dejándola con un grosor de unos 4 mm. Cortamos la masa con un molde de aro o con un vaso de 5 cm de diámetro y vamos colocando las galletas sobre la bandeja de horno con una base de papel vegetal. Repetimos este proceso hasta acabar con toda la masa.

Horneamos nuestras galletas a 180 °C durante 15 minutos. Quizá tengamos que hacer un par de hornadas. Sacamos las galletas del horno y las dejamos enfriar sobre una rejilla.

Ahora ponemos la crema de almendra sobre la mitad de las galletas, ayudándonos de una manga pastelera, y las cerramos con la otra mitad.

Las que no vayamos a consumir en el momento, mejor conservarlas en la nevera.

**NOTA:** podemos congelar las galletas para que se conserven durante más tiempo.

*Sin gluten: usa avena certificada sin gluten para hacer aptas estas galletas.*

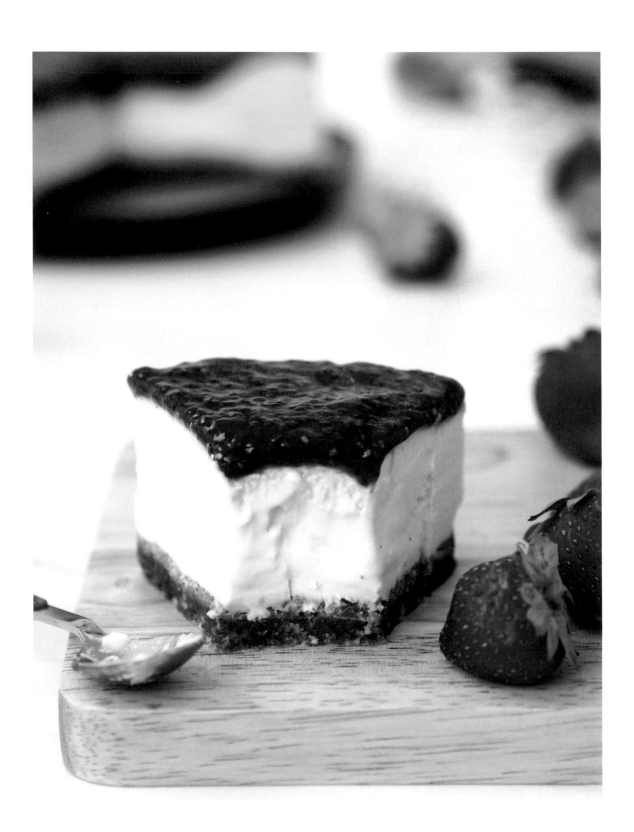

# TARTA DE QUESO VEGANA

1 raciones

30 min + horno + reposo

Dificultad: Media

## Ingredientes

**Para la base:**

100 g de almendras (o de cualquier otro fruto seco)

30 g de dátiles

30 g de aceite de coco

**Para la crema:**

400 g de tofu (firme o sedoso)

50 g de sirope de agave

2 cdas de levadura nutricional

200 g de anacardos

Unas gotas de esencia de vainilla

El zumo de ½ limón

400 ml de leche de coco de lata

2 cdtas (6 g) de agar agar en polvo o en copos

1 pizca de sal

**Para la mermelada de fresas:**

300 g de fresas

1 cda de zumo de limón

50 g de sirope de agave

2 cdas de semillas de chía

## Elaboración:

Picamos bien todos los ingredientes de la base en el procesador o en la picadora y pasamos el resultado a un molde desmontable de 20 cm de diámetro. Mejor poner papel vegetal en el fondo para que luego sea más fácil sacarlo. Lo prensamos bien con las manos o con ayuda del culo de un vaso hasta que esté bien compacto y repartido. Reservamos en el congelador.

Ponemos todos los ingredientes de la crema en el procesador de alimentos y trituramos hasta conseguir una crema fina y homogénea. Pasamos la cremita a una cacerola y la llevamos a ebullición. Bajamos el fuego y cocinamos durante 5–6 minutos a fuego bajo sin dejar de remover.

Echamos la crema en el molde que teníamos reservado en el congelador y dejamos que se enfríe a temperatura ambiente durante más o menos 1 hora.

Lo guardamos en el frigorífico hasta que la parte de arriba esté firme y pueda resistir el peso de la mermelada.

Para hacer la mermelada de fresas, ponemos en un cazo las fresas trituradas junto con el sirope de agave y el zumo de limón. Lo cocinamos a fuego medio durante 20 minutos removiendo de vez en cuando. Apartamos del fuego y añadimos las semillas de chía. Removemos bien y la dejamos reposar ½ hora.

Ahora echamos la cobertura de fresas sobre la tarta de queso repartiéndola bien para que quede por todos lados igual. La guardamos en la nevera hasta el momento de consumirla.

**NOTA:** mejor comerla después de que haya pasado 1 día desde la elaboración.

**NOTA 2:** podemos sustituir los ingredientes de la base por 20 galletas tipo «Digestive» o «María» y triturarlas junto con 30 g de aceite de coco o de margarina. También podemos usar una mermelada de bote ya hecha en vez de elaborarla nosotros.

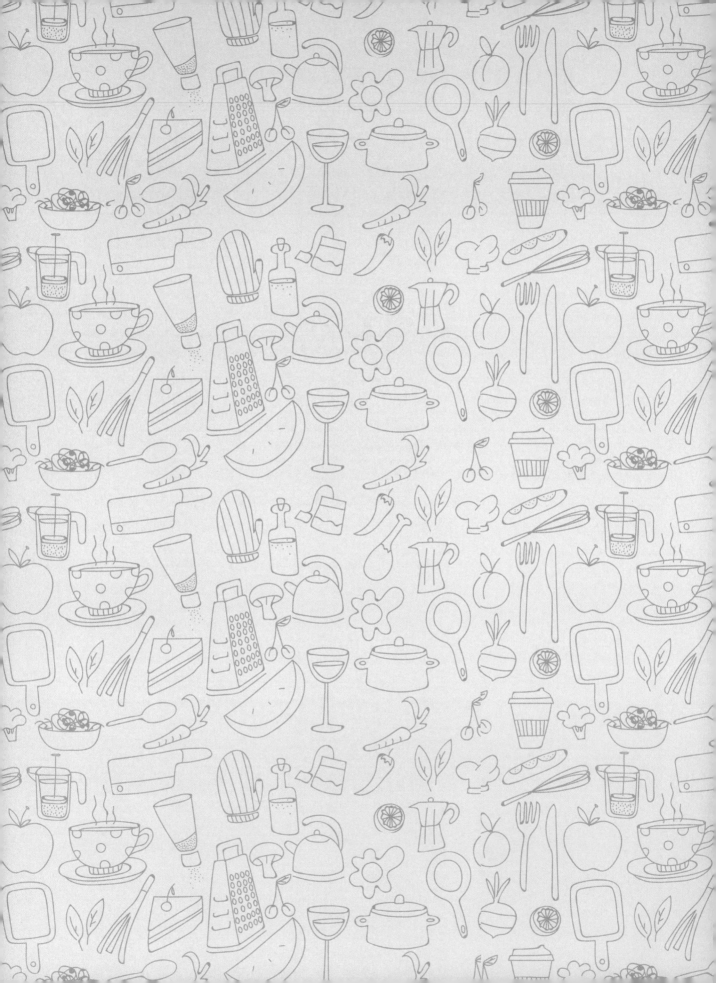

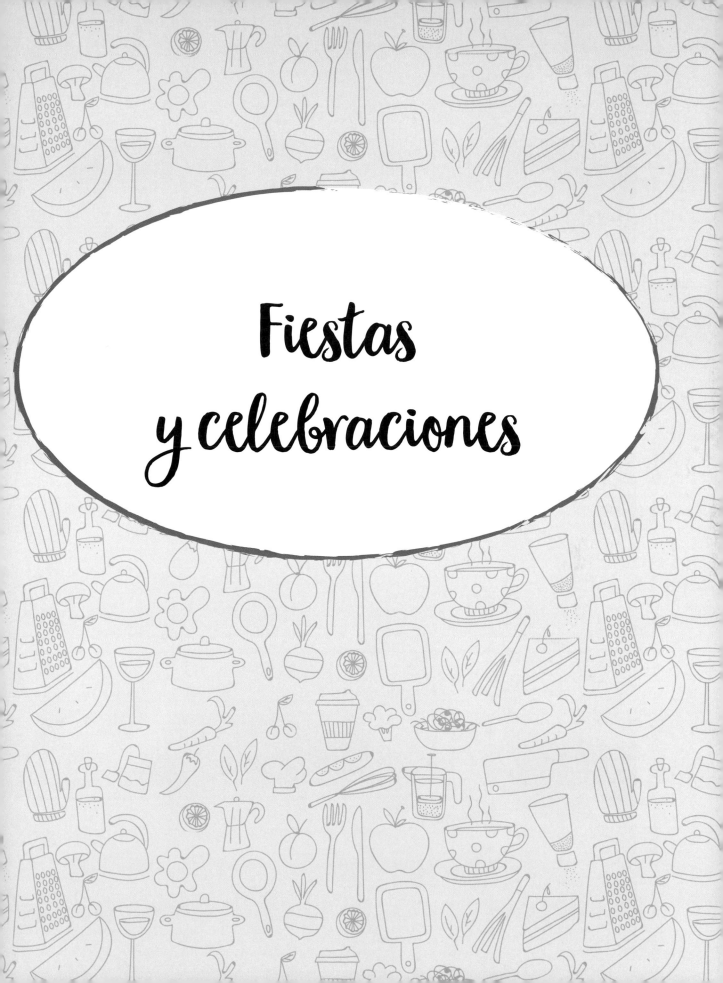

# Fiestas y celebraciones

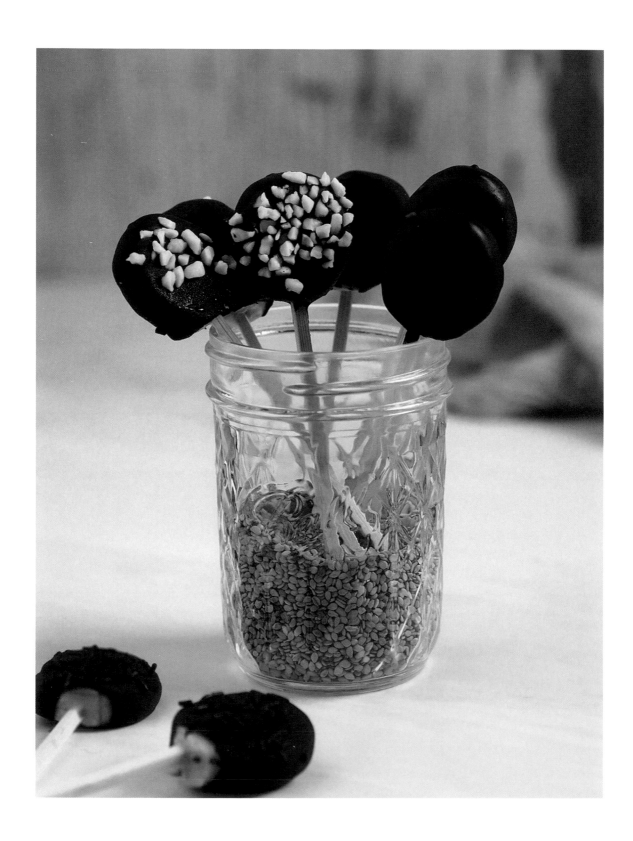

# PIRULETAS DE PLÁTANO, CACAHUETE Y CHOCOLATE

20 piruletas | 20 min + congelado | Dificultad: Fácil

### Ingredientes
3 plátanos
2 cdas de crema de cacahuete
150 g de chocolate negro al 85%
1 cdta de aceite de coco
Frutos secos picados para decorar

## Elaboración:

Pelamos los plátanos y los cortamos en rodajas de aproximadamente 1 cm de grosor.

Clavamos en cada rodaja un palillo o una brocheta pequeña y les ponemos por encima de una de las caras un poco de crema de cacahuete untada. Lo llevamos al congelador durante ½ hora.

En un vaso derretimos el chocolate junto con el aceite de coco al microondas de 30 en 30 segundos para evitar que se queme. También podemos derretirlo al baño María.

Sacamos las rodajas de plátano del congelador y las bañamos en el chocolate. Seguidamente les ponemos por encima unos frutos secos picados al gusto y las dejamos reposar en un vaso.

Las volvemos a meter en el congelador hasta el momento de consumirlas.

**NOTA:** como las rodajas de plátano están congeladas, cuando las bañemos en el chocolate este se solidificará rápidamente.

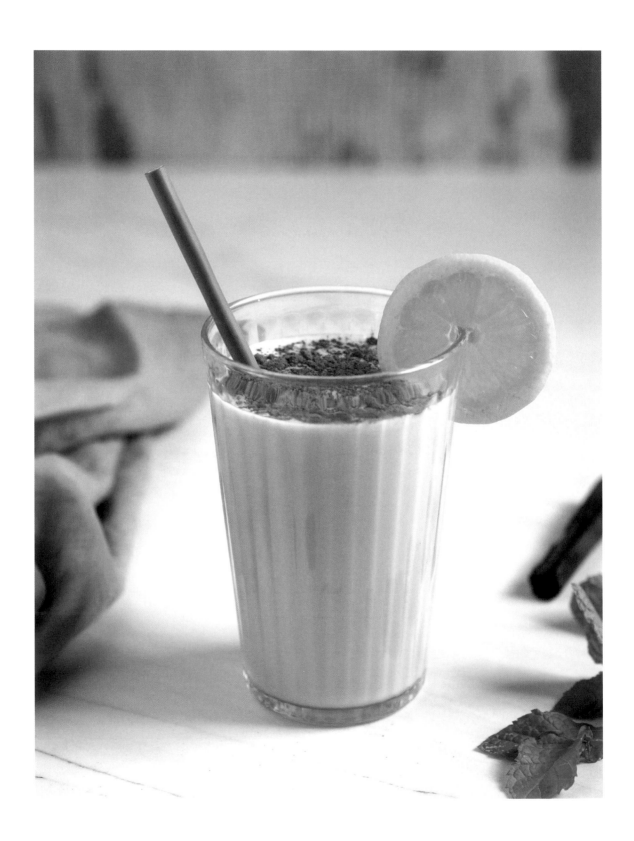

# LECHE MERENGADA

4 vasos · 10 min + reposo · Dificultad: Fácil

## Ingredientes

400 ml de leche de coco de lata
600 ml de bebida de avena
La piel de 1 limón
1 rama de canela
50 g de sirope de agave
(o de cualquier otro endulzante)
Canela en polvo para servir

## Elaboración:

Ponemos todos los ingredientes en una olla, removemos bien y lo llevamos ebullición.

Retiramos la olla del fuego, la tapamos y dejamos que se infusione a temperatura ambiente durante 1 hora.

Colamos la leche en una jarra y la refrigeramos hasta que esté bien fría.

Servimos bien fría con canela espolvoreada por encima.

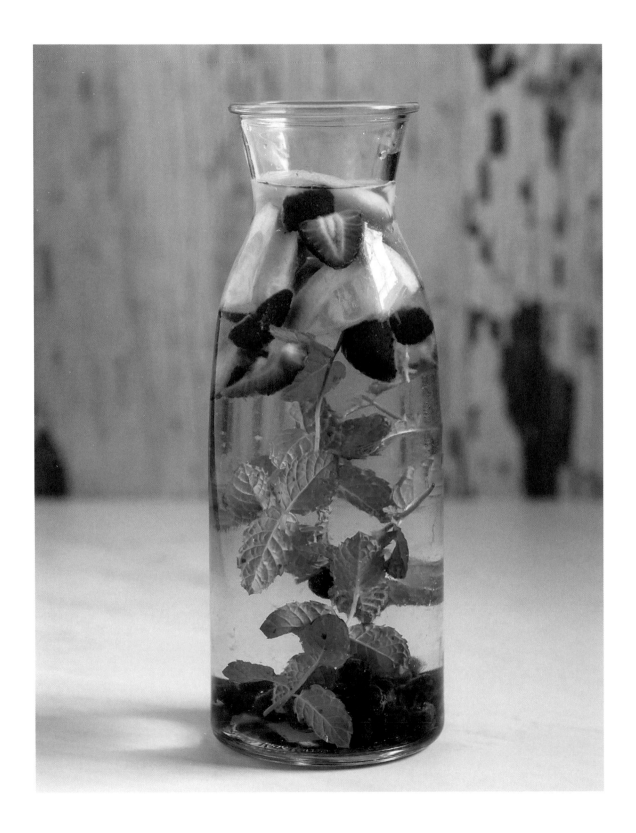

# AGUA SABORIZADA

1 litro

5 min

Dificultad: Fácil

**Ingredientes**
1 l de agua (de la que uses normalmente en casa)
½ limón
100 g de frutos rojos variados (pueden ser congelados)
Menta fresca al gusto

## Elaboración:

Ponemos dentro de una jarra todos los ingredientes y la enfriamos bien.

Vamos rellenando la jarra con agua conforme se vaya acabando.

**NOTA:** esta receta es muy fácil de hacer y a la vez es muy llamativa. Queda genial en las mesas de las celebraciones para evitar ofrecer tanto refresco azucarado o zumos y les da un toque fresco y de color.

## Variantes:

Cambia los frutos rojos por rodajas de pepino, por naranja y kiwi, por dados de sandía.

También puedes usar la hierba aromática que más te guste.

Añade 1 cucharada de semillas y remueve para darle un toque más moderno.

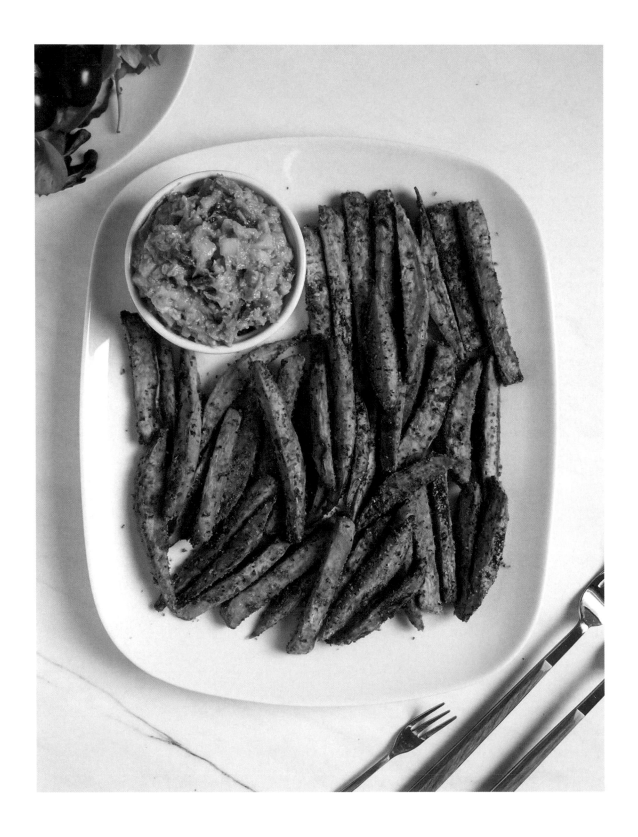

# BASTONCITOS DE BONIATO AL HORNO

2 raciones

15 min + horno

Dificultad: Fácil

## Ingredientes

2 boniatos grandes
1 cdta de ajo en polvo
1 cdta de orégano
Sal y pimienta al gusto
3 cdas de aceite de oliva

**Elaboración:**

Precalentamos el horno a 200 °C.

Lavamos bien los boniatos y los pelamos.

Los cortamos en bastoncitos y los ponemos en un bol grande.

Añadimos al bol las especias y el aceite de oliva y removemos para que los bastoncitos se impregnen bien del macerado.

Colocamos los bastoncitos en la bandeja del horno sobre papel vegetal de forma que no estén amontonados entre sí.

Los horneamos a 200 °C durante 25 minutos aproximadamente. Si queremos darle un toque más crujiente podemos poner el gratinador durante los últimos 5 minutos, pero vigilando siempre para que no vayan a quemarse.

Los sacamos del horno y los servimos en una fuente con guacamole casero (ver receta en página 77).

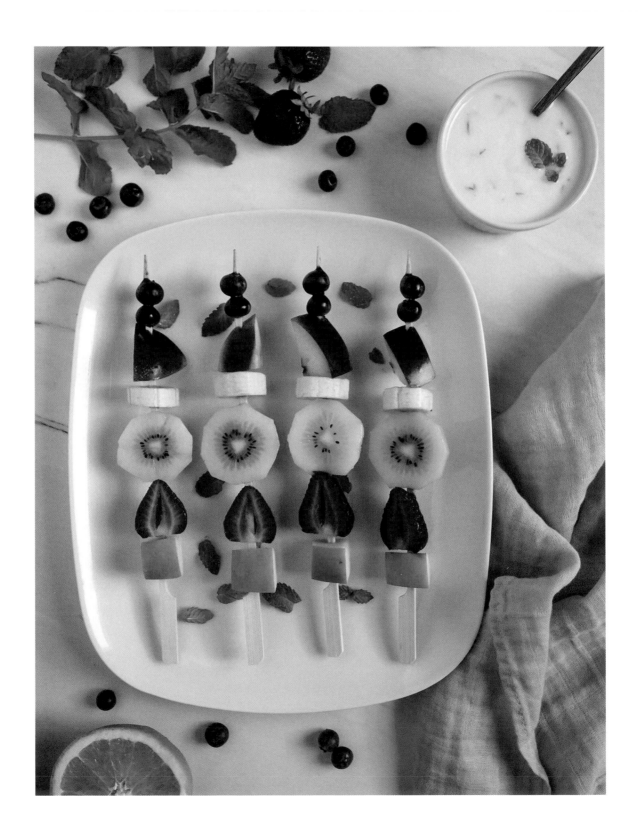

# BROCHETAS DE FRUTA CON SALSA DE YOGUR

20 brochetas     20 min     Dificultad: Fácil

## Ingredientes

1 melocotón
1 manzana
2 plátanos
2 kiwis
5 fresas
20 arándanos
1 yogur de soja sin edulcorar
El zumo de ½ naranja
4 hojitas de menta

## Elaboración:

Lavamos bien las frutas y quitamos la piel tanto de los kiwis, como de los plátanos y el melocotón.

Troceamos el melocotón y la manzana en dados, los kiwis y los plátanos en rodajas gruesas y las fresas en dos mitades a lo largo.

Vamos insertando la fruta en las brochetas alternando colores para que queden vistosas. Las reservamos.

En un bol, ponemos el yogur, el zumo de naranja y las hojas de menta muy picadas. Removemos bien.

Servimos las brochetas con la salsa por encima.

**NOTA:** podemos usar las frutas que más nos gusten o las que estén de temporada.

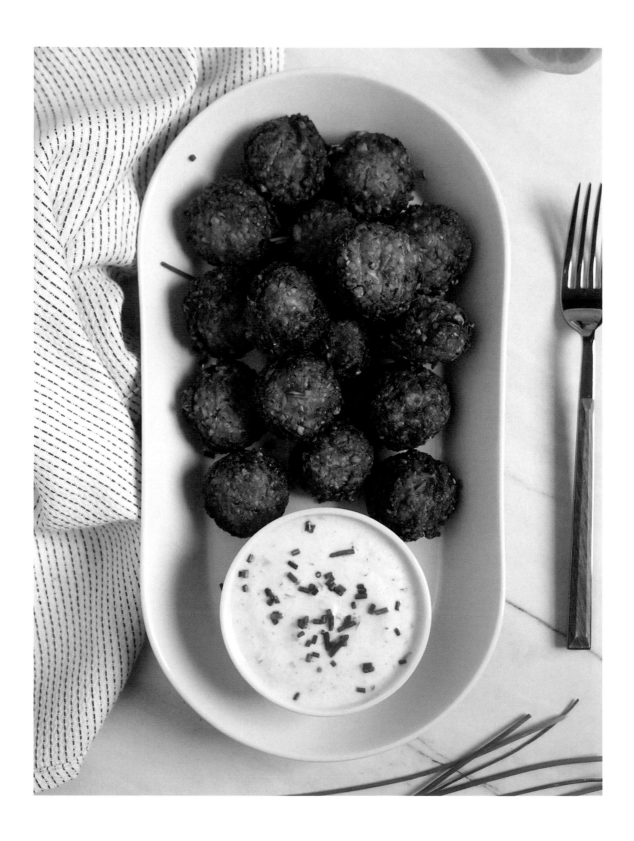

# FALAFEL CON SALSA DE YOGUR

30 unidades

25 min + reposo

Dificultad: Media

## Ingredientes

500 gr de garbanzos (en crudo)

3-4 ajos

2 cebollas frescas

25 g de perejil fresco

20 g de cilantro fresco

2 cdtas de comino en polvo

1 cdta de cúrcuma

½ cdta de pimienta

2 cdtas de sal

1 sobre de levadura en polvo (la de los bizcochos)

3-4 cdas de harina de garbanzo (o de cualquier otra harina)

Aceite de oliva para freír

## Para la salsa de yogur:

1 yogur de soja sin edulcorar

1 cdta de zumo de limón

¼ de cdta de comino en polvo

¼ de cdta de ajo en polvo

4-5 hojitas de cilantro fresco picado

Sal y pimienta al gusto

1 cdta de aceite de oliva

## Elaboración:

Para hacer falafel tenemos que planificarnos, ya que es necesario dejar en remojo los garbanzos un mínimo de 24 horas antes de ponernos a prepararlos.

Pasado el tiempo de remojo, trituramos los garbanzos en el procesador o en la picadora, pero sin llegar a convertirlos en puré. Si nuestra picadora o procesador no es muy grande, recomiendo triturarlos en varias tandas. Reservamos en un bol grande.

A continuación, ponemos en el procesador las cebollas, los ajos, el perejil y el cilantro, y lo picamos todo bien fino. Incorporamos el resultado al bol de los garbanzos.

Añadimos ahora las especias, la sal, la levadura y la harina de garbanzo y mezclamos bien con ayuda de una cuchara o de nuestras propias manos limpias.

La masa queda bastante húmeda, pero es así como debe quedar. La dejamos reposar como mínimo durante 1 hora en la nevera.

Sacamos la masa de la nevera y formamos bolitas con ella. Para ello vamos cogiendo masa con ayuda de una cuchara y le vamos dando forma redonda. Las aplastamos un poco y las reservamos en un plato.

El falafel podemos freírlo en abundante aceite de oliva caliente u hornearlo durante 20 minutos aproximadamente. Mi opción preferida es la frita, ya que queda mucho más jugoso y crujiente.

Si no vamos a consumir todo el falafel, podemos congelarlo antes de freírlos.

Para la salsa de yogur, solo tenemos que mezclar el yogur, el zumo de limón y las especias en un bol y mezclar bien.

**NOTA:** para darle un toque diferente, puedes darle forma de burger a la masa y hacerlas a la plancha con un poco de aceite de oliva.

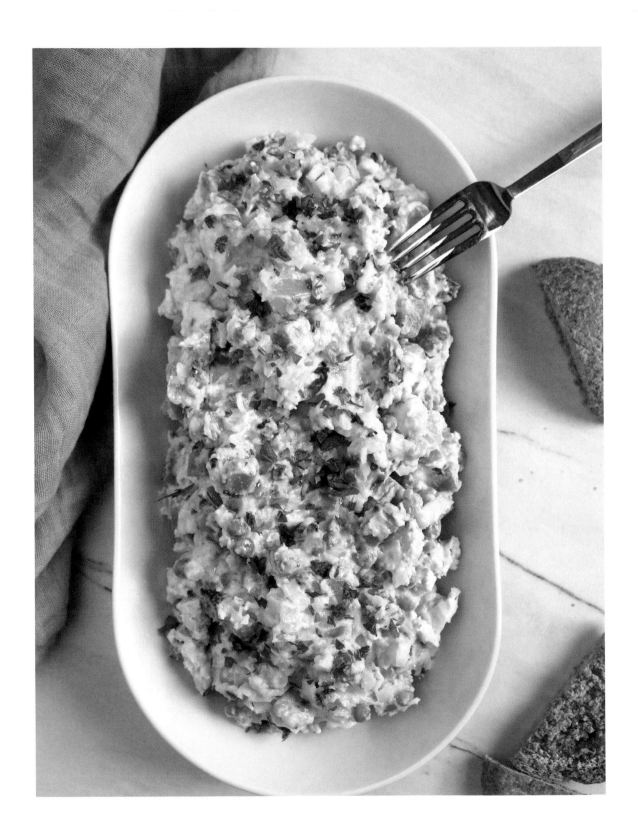

# ENSALADILLA RUSA

8 raciones

40 min

Dificultad: Media

## Ingredientes

180 g de guisantes frescos
o congelados
2 zanahorias
3 patatas
1 cebolla fresca
30 aceitunas verdes tipo
manzanilla
150 g de tofu

### Para el no atún:

200 g de garbanzos
cocidos
1 lámina de alga nori
El zumo de ½ limón
1 cda de aceite de oliva

### Para la veganesa:

150 ml de aceite de girasol
90 ml de bebida de soja sin
edulcorar
Sal al gusto
1 cdta de zumo de limón

## Elaboración:

Lavamos y pelamos las patatas y las zanahorias. Las cortamos en dados pequeños y las cocemos con abundante agua con sal durante 15–20 minutos hasta que estén tiernas.

Cocemos también los guisantes durante 8–10 minutos hasta que estén tiernos. Podemos cocerlos en la misma olla de las patatas y las zanahorias, siempre teniendo en cuenta los tiempos de cocción.

Mientras tanto, preparamos el no atún. Ponemos los garbanzos en un bol grande y los machacamos con ayuda de un tenedor. Añadimos el alga nori bien picada y el resto de los ingredientes. Mezclamos bien y reservamos.

Ahora picamos la cebolla bien finita, el tofu en dados pequeños y las aceitunas en rodajas. Lo añadimos al bol del no atún.

Colamos las patatas, las zanahorias y los guisantes y lo dejamos templar unos 20 minutos.

Para hacer la veganesa ponemos todos los ingredientes, excepto el zumo de limón, en el vaso de la batidora y batimos, sin levantar el brazo de la batidora del fondo, hasta que veamos que ha emulsionado. Por último, añadimos el zumo de limón y seguimos batiendo ½ minuto más, esta vez moviendo poco a poco la batidora.

Echamos al bol las patatas, las zanahorias, los guisantes y la veganesa y removemos bien. Rectificamos de sal y servimos.

Podemos preparar la ensaladilla rusa de un día para otro sin problema.

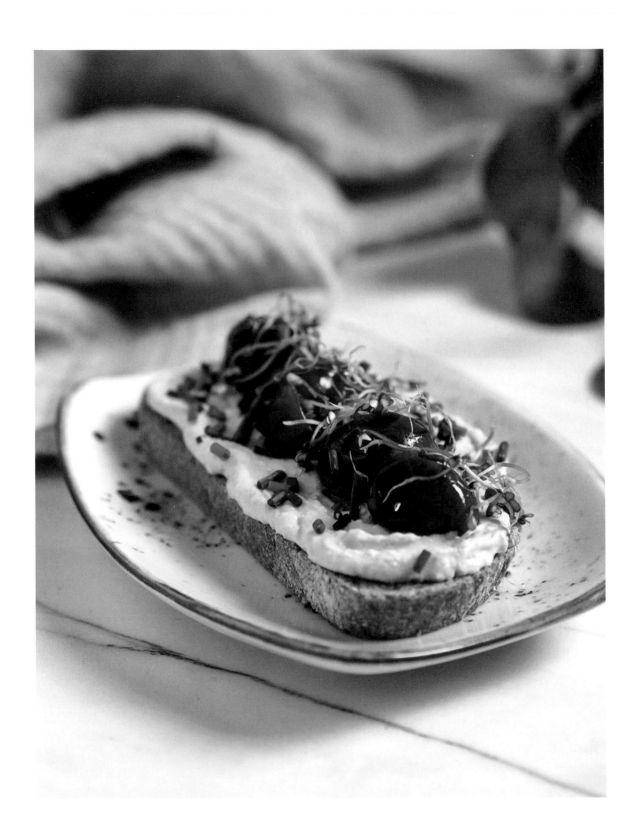

# MONTADITOS DE HUMMUS Y TOMATES CHERRY CONFITADOS

10 raciones | 25 min | Dificultad: Fácil

**Ingredientes**
10 rebanadas de pan de pueblo (o de cualquier otro tipo de pan)
Cebollino y brotes frescos para decorar

**Para el hummus:**
400 gr de garbanzos cocidos
1 diente de ajo
60 ml de agua
50 g de aceite de oliva
El zumo de ½ limón
3 cdas de sésamo tostado o 2 cdas de tahín
½ cdta de sal
½ cdta de comino molido

**Para los tomates cherry confitados:**
30 tomates cherry
1 cdta de panela
Sal al gusto
2 cdas de aceite de oliva

## Elaboración:

Para hacer los tomates cherry confitados ponemos una sartén grande a calentar con un par de cucharadas de aceite de oliva.

Incorporamos los tomates, la sal y el azúcar panela y salteamos a fuego medio con la tapa puesta durante 10 minutos.

Quitamos la tapa y seguimos cocinando durante 10 minutos más. Reservamos.

El hummus lo hacemos poniendo todos los ingredientes en el procesador o en el vaso de la batidora y triturando hasta conseguir una crema homogénea.

Untamos cada rebanada de pan con el hummus y les ponemos por encima 3 tomates confitados. Decoramos con el cebollino picado y los brotes.

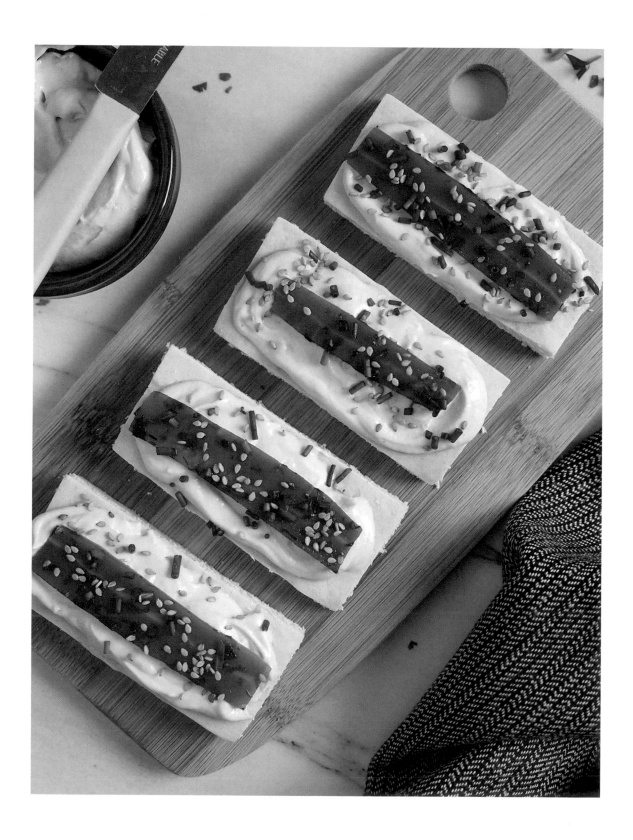

# TOSTADITAS DE QUESO DE ANACARDOS CON FALSO SALMÓN

10 raciones  ·  25 min + reposo  ·  Dificultad: Fácil

**Ingredientes**
20 tostaditas

**Para el queso de anacardos:**
200 g de anacardos crudos (remojados durante 4 horas)
2 cdas de levadura nutricional
1 cdta de zumo de limón
70 g de agua
½ cdta de sal
½ cdta de ajo en polvo
1 cdta de aceite de oliva

**Para el falso salmón:**
2 zanahorias
2 cdas de salsa tamari
1 cda de zumo de limón
1 cda de sirope de agave
1 cdta de sal (si es ahumada, mejor)
1 cdta de pimentón de la Vera
1 cdta de ajo en polvo
1 cdta de eneldo seco
1 lámina de alga nori
300 ml de agua

## Elaboración:

Para hacer el falso salmón, lavamos las zanahorias y las pelamos. Las cortamos en tiras finas con ayuda de un pelador de patata y las cocemos en agua con sal durante 5 minutos.

Preparamos el marinado batiendo todos los ingredientes.

Ponemos las zanahorias y el marinado en un tupper o en un tarro de vidrio y lo dejamos macerar durante 8 horas en la nevera.

Para hacer el queso crema de anacardos ponemos todos los ingredientes en el procesador o en la batidora y trituramos hasta conseguir una crema fina y homogénea.

Untamos las tostaditas con el queso crema y ponemos por encima una tira del falso salmón de zanahoria.

**NOTA:** el queso crema está mejor de un día para otro, así que podemos prepararlo con antelación.

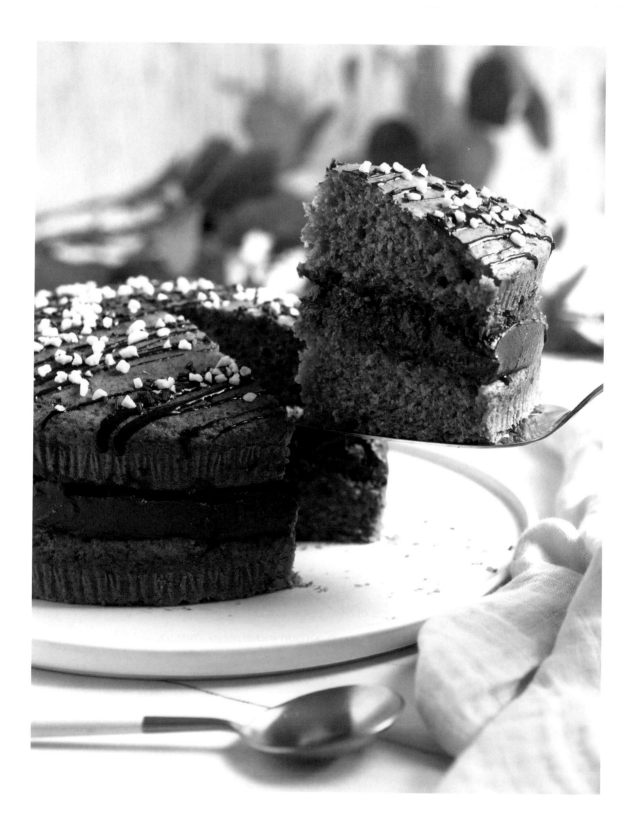

# BIZCOCHO RELLENO DE MOUSSE DE CACAO

10 raciones · 30 min + horno · Dificultad: Media

## Ingredientes

250 g de harina de trigo

50 g de almidón de maíz (maicena)

130 g de panela

1 cda de levadura en polvo

1 cdta de bicarbonato

1 pizca de sal

250 ml de bebida de soja sin edulcorar

20 ml de zumo de naranja

70 g de aceite de oliva

½ cdta de vinagre de manzana

La ralladura de 1 naranja

## Para el relleno de chocolate:

1 lata de leche de coco (solo usaremos la nata)

1 aguacate

2 cdas de sirope de agave

30 g de cacao puro en polvo

## Elaboración:

Precalentamos el horno a 200 °C. Ponemos en un bol la bebida de soja, el aceite de oliva, el zumo de naranja, la ralladura de naranja, la panela y la pizca de sal y mezclamos bien con ayuda de unas varillas. Añadimos, tamizando con un colador, la harina, el almidón, la levadura y el bicarbonato y mezclamos con movimientos envolventes para integrarlo. Incorporamos el vinagre y mezclamos. Engrasamos dos moldes redondos de 20 cm de diámetro y repartimos la masa entre ambos. Horneamos los bizcochos durante 25–30 minutos a 180 °C. Antes de sacarlos del horno los pinchamos con un palillo para asegurarnos de que están hechos. Si sale seco es que ya está; si no, los dejamos unos minutos más.

Después de sacar los bizcochos del horno, esperamos a desmoldarlos unos 10–15 minutos. Una vez desmoldados, los dejamos enfriar encima de una rejilla a temperatura ambiente.

Para hacer el relleno es importante que la lata de leche de coco haya estado en la nevera durante al menos 2 días, ya que de esta forma conseguiremos separar la nata del agua. Ponemos en el vaso de la batidora la nata de coco, el aguacate, el sirope de agave y el cacao puro y batimos hasta conseguir una crema fina. Si nos cuesta un poco batirlo, podemos añadir un poco del agua de coco de la que ha quedado en la lata.

Untamos uno de los bizcochos con el relleno de cacao y ponemos el otro por encima.

Si no vamos a consumirlo en el momento, es mejor conservarlo en la nevera.

*Sin gluten: sustituye la harina y el almidón de maíz por las siguientes cantidades: 210 g de harina de arroz + 90 g de almidón de maíz.*

# ÍNDICE ALFABÉTICO DE RECETAS